George Vithoulkas
Klassische Homöopathie bei Angst & Eifersucht

Titelbild: George Vithoulkas

George Vithoulkas

Klassische Homöopathie bei Angst & Eifersucht

Materia Medica
Differentialdiagnose
Anthracinum-Fall

Übersetzung durch Uta Schildwächter

Groma Verlag Baar

1. Auflage November 2003
© Copyright by Groma Verlag, Oberdorfstr. 2, CH-6340 Baar
E-Mail: groma@groma.ch, Internet: www.groma.ch

Buchversand für Deutschland:
Peter Irl, Neurieder Strasse 8, 82131 Buchendorf
E-Mail: info@irl.de, Internet: www.irl.de

Layout: Urs Maurer
Druck: Speck-Druck, CH-6300 Zug

ISBN 3-9521004-3-9

George Vithoulkas gilt als der bedeutendste Homöopath des 20. Jahrhunderts. Sein ganzes Leben und Schaffen stellt er in den Dienst der Homöopathie. Durch seine jahrzehntelange internationale Referententätigkeit trug er weltweit zur Wiederbelebung, Anerkennung und Verbreitung der klassischen Homöopathie bei.

Er wurde 1932 in Athen geboren, ist verheiratet und lebt auf der griechischen Insel Alonissos. 1960 begann er mit dem Homöopathie-Studium in Südafrika. Er führte seine Ausbildung an diversen Homöopathie-Schulen in Indien weiter.

1967 kehrte George Vithoulkas aus Indien zurück nach Griechenland. 1970 eröffnete er das Zentrum für homöopathische Medizin in Athen. An diesem grossen Studien- und Arbeitszentrum wurden viele namhafte Homöopathen ausgebildet.

Seit 1976 hält George Vithoulkas internationale Seminare für Homöopathen. Er wurde bald zu einem weltweit bekannten Lehrer, dessen Schüler bereits in vielen Ländern der Welt homöopathische Ausbildungsstätten und Kliniken leiten.

1987 begann George Vithoulkas, in Zusammenarbeit mit der Universität von Namur, Belgien, mit der Entwicklung des V.E.S. (Vithoulkas Expert System), eines hochentwickelten Computersystems, das dem Therapeuten mit Hilfe von Computertechnik intelligente Vorschläge für die homöopathische Behandlung macht. Er gilt daher auch als Erneuerer der Homöopathie und als Pionier der elektronischen Datenverarbeitung in der homöopathischen Praxis und Forschung.

Er ist Gründer und Leiter der «International Academy for Classical Homeopathy» in Alonissos/Griechenland. Dorthin reisen seit 1995 Homöopathen aus aller Welt zur Aus- und Weiterbildung.

Seine zahlreich erschienenen Artikel und Bücher, u.a. «Medizin der Zukunft», «Materia Medica Viva», «Die wissenschaftliche Homöopathie» und «Die neue Dimension der Medizin», sind jedem Homöopathen bekannt.

Am 9. Dezember 1996 wurde er in Stockholm in Anerkennung für seine Verdienste um die Homöopathie mit dem alternativen Nobelpreis «Wright Livelihood Award» geehrt.

1999 und 2000 erhielt er die Professur der Medizinischen Fakultät der Baskischen Universität/Spanien und der Medizinischen Akademie von Kiew.

INHALTSVERZEICHNIS

2. KAPITEL EIFERSUCHT

Vorwort

Es war uns eine grosse Ehre, George Vithoulkas im Herbst 2001 für ein 2-tägiges Seminar in die Schweiz einzuladen. Der Seminarinhalt zum Thema «Angst und Eifersucht» stiess auf grosses Interesse und begeisterte die Teilnehmer. Aufgrund der vielen positiven Rückmeldungen und Anfragen haben wir uns entschlossen, das Seminar als Buch zu veröffentlichen.

George Vithoulkas liess uns während den beiden Seminartagen an seinem grossen Erfahrungsschatz und seinen umfassenden Materia Medica-Kenntnissen teilhaben. Mit grossem Engagement vermittelte er die Keynotes der bedeutendsten Mittel zu diesem Thema lebendig und praxisnah. Dabei kristallisierte er die wichtigsten Aspekte heraus und ermöglichte den Anwesenden mit der vergleichenden Betrachtung der Materia Medica klar den Weg zur Mittelverschreibung nachzuvollziehen.

Das vorliegende Buch enthält für die Leser viele Informationen und wertvolle Anregungen für den Praxisalltag. Das umfangreiche Stichwortverzeichnis, die übersichtliche Gestaltung sowie die Leitsymptome der im Seminar besprochenen 25 homöopathischen Mittel zeichnen das Buch auch als praktisches Nachschlagewerk aus.

Wir danken George Vithoulkas ganz herzlich für die Erlaubnis, sein Referat zu veröffentlichen, sowie für die Durchsicht und Ergänzung des Manuskripts. Weiter geht unser Dank an Uta Schildwächter für die Übersetzung und an Kathrin Büchi für das Lektorat.

Groma Verlag CH-Baar
Heidi Grollmann, Urs Maurer

ANTHRACINUM-FALL

In diesen Zeiten der Gewalt brauchen wir die Homöopathie sehr. Wie Sie wissen, entfernt sie die Aggression aus der menschlichen Seele. Sie macht Menschen ausgeglichener, vernünftiger und ermöglicht mehr gesunden Menschenverstand. In diesen Zeiten brauchen wir Menschen, die ausgeglichen sind und über gesunden Menschenverstand verfügen. Gewalt führt zu Gewalt, wie jeder weiss. Wenn wir weiterhin Gewalt einsetzen, um Gewalt zu bekämpfen, werden wir einen Punkt erreichen, an dem wir uns selbst zerstören.

Ich habe einen sehr interessanten Fall mitgebracht, den ich Ihnen gerne präsentieren möchte. Diesen Fall habe ich in den USA aufgenommen, in Kalifornien, ich glaube, im Jahre 1984. Es ist ein Fall von Anthrax – *Anthracinum*. Ich dachte, solch ein Fall könnte Sie interessieren. In diesem speziellen Fall wirkte *Anthracinum* nicht nur auf das Problem der Haut, sondern befreite darüber hinaus die Person von den tiefgreifenderen Auswirkungen von Anthrax. Wie Sie wissen, können Menschen von verschiedenen Kräften oder Substanzen auf unterschiedlichen Ebenen und in unterschiedlichen Stadien beeinflusst werden. Anthrax gehört dazu. Dieser Fall ist ein in der Homöopathie sogenannter konstitutioneller Anthrax-Fall.

Als ich dieser Frau *Anthracinum* verordnete, dachte ich nicht, dass das Mittel so tiefgreifend wirken und solch tiefgreifende Veränderungen hervorrufen würde. Dieser Fall ist auch noch aus einem anderen Grunde ein guter Lehrfall. Oft geben wir ein Arzneimittel und wir sehen eine gewisse Wirkung. Der Patient sagt: «Es hat gut gewirkt, ich fühle mich besser.» Wir geben ein weiteres Mittel. «Ich fühle mich besser», sagt der Patient. Noch ein Mittel. «Es geht mir besser» etc., etc. Drei, vier, fünf, sechs Arzneimittel – immer: «Es geht mir besser.» Aber die zugrundeliegenden Probleme bleiben unverändert! Es gab keine tiefgreifende Wirkung. Die Mittel gingen nicht tief genug, um die innersten, chronischen Probleme des Falles zu berühren.

Dies ist einer der Fälle, wo wir so etwas beobachten können. Der Fall wird von einem guten Homöopathen vorgestellt, der auch ihr Ehemann ist. Er wird erzählen, welche Mittel er ihr verschrieben hat und wie diese ihren Zustand besserten. Aber in Wirklichkeit ist das, wovon er spricht, eine oberflächliche Ebene. Die Mittel hatten tatsächlich eine gewisse Wirkung, gingen aber nicht tief genug, um wirkliche Veränderungen herbeizuführen.

Dies ist also ein Lehrfall, und ich werde Ihre Aufmerksamkeit immer wieder auf bestimmte Punkte dieses Falles lenken, um sie Ihnen zu verdeutlichen und Ihnen einen Eindruck der chronischen Auswirkungen von Anthrax zu ermöglichen. Schauen Sie: In den Vereinigten Staaten verbreitet sich Gewalt derzeit durch Anthrax[1], nicht wahr? Und natürlich sagt die Regierung:

---

[1] Erläuterungen zu Anthrax siehe Seite 46

«Keine Angst. Wir haben Antibiotika, und wir werden uns dieser Situation stellen.» Wir wissen aber, dass die Folgen von Anthrax und der Antibiotika noch Jahre danach sichtbar sein werden.

Diese Menschen, die in Form eines chronischen Zustandes davon betroffen sein werden, brauchen unsere Hilfe, um ihre verlorene Gesundheit wiederzugewinnen. Die Homöopathie wird also in diesem Moment sehr, sehr gebraucht. Ich habe natürlich keine Erfahrungen mit primären Anthrax-Infektionen der Lungen und kann daher nicht sagen, welche Wirkung die Homöopathie da haben könnte. Und bevor ich nicht Tatsachen sehe, habe ich da eher meine Zweifel. Aber um die Nachwirkungen von Anthrax weiss ich.

Wie bei dieser Frau. Sie war Bäuerin und hatte mit Tieren zu tun. Höchstwahrscheinlich hatte sie sich infiziert, aber nicht in Form einer Primärinfektion. Die Manifestationen auf ihrer Haut kamen den Symptomen von Anthrax sehr nahe. Und *Anthracinum* führte zur Heilung. Bevor ich Ihnen aber mehr Informationen gebe, möchte ich gerne beginnen, den Fall zu zeigen:

(Das Video beginnt. Die Patientin und ihr Homöopath sitzen vor einer Klasse. Zu jener Zeit lehrte George Vithoulkas in Kalifornien. Das Furunkel wird in Nahaufnahme gezeigt.)

(Vithoulkas erläutert für das Zürcher Auditorium:) Hier haben wir ein Furunkel, ein riesiges Furunkel am Oberkörper. Man kann die Wölbung deutlich sehen.

G.V. im Video: Das scheint mir sehr tief zu gehen. Ist es sehr hart? (*Untersucht den Bereich*) Wann hat das angefangen?

Homöopath: Ja, sie hat diese Talgzyste an dieser Stelle seit etwa acht Jahren. Vor ungefähr neun Tagen fing es an, ein wenig abzusondern, nur ganz wenig Absonderung, nur Tröpfchen, eine kleine Öffnung.

G.V. i.V.: All die Jahre war das dort?

Hom.: Es ist nie eröffnet worden. Nachdem die Absonderung begann, habe ich anschliessend ein wenig übelriechende, weisse, talgartige Masse ausgedrückt.

G.V. i.V.: Wie roch das?

Hom.: Wie sehr starker Käse. Übelriechend. Aber andere Talgzysten haben nach meiner Erfahrung genau den gleichen Geruch. Auch am darauffolgenden Tag sickerte etwas heraus, so dass ich es wieder ausdrückte, bis es nur noch 30% seiner ursprünglichen Grösse hatte. Jetzt hat es ungefähr die normale Grösse.

G.V. i.V.: So hervorgewölbt? Die ganze Zeit, all die Jahre?

Hom.: Ja, genau so.

G.V. i.V.: War diese Rötung auch schon immer vorhanden?

Hom.: Nein, es gab noch nie Verfärbungen, noch nie Schmerzen.

G.V. i.V.: Jetzt ist dort eine Entzündung?

Hom.: Ja. Nachdem ich es am zweiten Tage ausgedrückt hatte, schmerzte es, daher beschlossen wir, es in Ruhe zu lassen. Aber es war deutlich kleiner, ich konnte alle Muster der Zyste tasten. Danach haben wir es nicht mehr angefasst, und so langsam, während der nächsten drei Tage, fühlte sie sich nicht mehr so gut. Nicht im Hinblick auf die Zyste...

Pat.: Aber es kam immer noch Absonderung. Während der ganzen Zeit sickerte es so vor sich hin.

Hom.: Schliesslich entleerte sich eine rötliche Masse. Dann, es war inzwischen Mittwochmorgen, hatte sie Kopfschmerzen. Sie konnte keine Entscheidungen treffen, hatte ein starkes Verlangen nach frischer Luft und hatte das Gefühl, dass sie am liebsten ausgezogen nach draussen in die Kälte gehen würde.

Pat.: Das war um sieben Uhr morgens, da war es wirklich noch kalt, und ich hatte das Gefühl, die Kälte würde sich grossartig anfühlen. Und Magenschmerzen, und ich wollte weinen...

Hom.: Ja, sie war sehr emotional. Ich gab ihr eine Gabe *Pulsatilla* M. In der Vergangenheit hat ihr *Pulsatilla* immer wieder gut geholfen. Und innerhalb von einer halben Stunde...

Pat.: ...fühlte ich mich viel besser. Keine Kopfschmerzen mehr, keine Magenschmerzen. Mir war nicht mehr heiss, und emotional fühlte ich mich besser.

Hom.: Aber dann hörte die Absonderung auf.

Pat.: Das Furunkel wurde heiss, rot und schmerzte.

(*Vithoulkas hält das Video an*)

Was sagt er? Er gab ihr eine Gabe *Pulsatilla*, wegen der Besserung an frischer Luft. Und: Die Kopfschmerzen verschwanden, aber die Zyste hörte auf, abzusondern. Was hat das in der Homöopathie für eine Bedeutung?

Es bedeutet, dass *Pulsatilla* auf einer oberflächlichen Ebene wirkte. Es führte zu einigen Veränderungen, liess aber die darunter liegenden Ursachen unberührt. Dies geschieht unglücklicherweise in den meisten unserer Fälle. Wir verstehen nicht, dass es zugrunde liegende Ursachen gibt, die zu einem bestimmten Zeitpunkt behandelt werden müssen, bevor ein Fall sich öffnet und wir Fortschritte machen können.

Seit acht Jahren wird sie von ihrem Partner behandelt, der ein guter Homöopath ist. Sie hat verschiedene Arzneimittel erhalten, *Natrium muriaticum*, *Pulsatilla* etc. Wie wir sehen können, oder vielleicht auch nicht sehen können, dies ist ein altes Video und die Bildqualität lässt natürlich nicht alle Details erkennen, ist dies eine verschlossene Frau. Ihr Gesicht war

Verschlossen.
Gesicht, Emotionen
vertrocknen

wie vertrocknet. Die Gefühle waren vertrocknet. Keine Emotionen.

Auf der Geistes- und Gemütsebene ruft *Anthracinum* einen analogen Zustand hervor. Wir sehen einen Menschen mit einem tief eingebetteten emotionalen Abszess. Dies ist ein Abszess, der sich oft aus einer sehr schmerzhaften emotionalen Erfahrung heraus geformt hat.

Dieses Arzneimittel hält so viel tief im Inneren versteckten Kummer zurück, dass man es vielleicht sogar als Hauptmittel für stilles Leiden in Betracht ziehen kann. Die dunkelste emotionale Wunde

Tief im Innern versteckter Kummer

ist tief in der Psyche begraben. Es ist, als ob alles emotionale und geistige Leiden des *Anthracinum*-Patienten in einem grossen Furunkel eingeschlossen ist. Der Patient ist nicht in der Lage, tiefe Gefühle zu empfinden, auszudrücken oder mit anderen zu teilen.

Sie sagte: «Ich wollte weinen...» Aber *Pulsatilla* hat keine Neigung zu weinen: Sie weint! Um *Pulsatilla* zu verordnen, braucht man eine Besserung durch frische Luft und Weinen fast ohne Grund oder schon beim geringsten Anlass.

Wenn aber jemand sagt: «Ich möchte weinen und kann nicht», dann muss man zweimal nachdenken, bevor man *Pulsatilla* gibt. In solchen Fällen, wenn Menschen weinen wollen, es aber nicht tun, dann sollte man vielleicht eher an verschlossene Mittel wie *Natrium muriaticum*, *Ignatia*, *Phosphoricum acidum*, vielleicht auch an *Staphisagria* denken. Aber nicht an *Pulsatilla*! Dennoch hat es die Kopfschmerzen weggenommen.

Sehen Sie, wie man verleitet werden kann zu denken, das Mittel habe gewirkt? Hier hat es nicht wirklich gewirkt. Was hat es getan? Es hat unterdrückt. Deshalb hatte ich zu jener Zeit ein Problem. Ich sah eine Frau mit vertrockneten Emotionen und vertrockneter Haut. Ich erinnere mich sehr gut an sie. Ihre Haut hatte feine, feine Fältchen. Sie war keine alte Frau! Aber sie sah viel älter aus, als sie war.

Bei diesen Patienten ist es interessant zu beobachten, dass sie älter und müder aussehen und sich auch so verhalten. Ohne es zuzugeben vermitteln sie einem den Eindruck, dass sie ihr Unglück und Leiden still schultern, ohne zu klagen, ohne viel Aufhebens, während sie gleichzeitig emotional ziemlich tot sind.

Ich rang also mit diesem Fall, um herauszufinden, was zum jetzigen Zeitpunkt das richtige Mittel sein könnte. Also: Ihre Kopfschmerzen waren weg, aber sie hatte Schlafstörungen. Sie konnte nicht schlafen. Noch ein Faktor, der uns zeigt, dass das Mittel auf einer sehr oberflächlichen Ebene gewirkt hat.

(*das Video läuft weiter*)

Hom.: Brennend heiss.

Pat.: Es hat mich an das Brandmarken von Tieren erinnert.

Hom.: Und es wird von Tag zu Tag schlimmer. Sie wird schwächer. Sie schläft nicht gut. Wenn jemand es berührt...

G.V. i.V.: Frieren Sie jetzt?

Pat.: Nein.

G.V. i.V.: Ist Ihnen noch warm?

Pat.: Ja.

Hom.: Ansonsten fühlt sie sich recht gut.

Pat.: Emotional fühle ich viel besser als zu der Zeit, wo das Furunkel noch absonderte. Aber nun ist es sehr schmerzhaft. Und abends erstreckt sich der Schmerz nach oben zu meinem Kopf, und nach unten bis hierher...

G.V. i.V.: Vor allem abends?

Pat.: Ja. Die beste Zeit ist, wenn ich mich nachts zum Schlafen hinlege. Nicht sofort, aber nachdem ich einige Stunden gelegen habe, dann fühlt es sich am besten an.

Hom.: Obwohl sie nicht gut schläft.

Pat.: Ja, ich wache oft auf.

(*Vithoulkas hält das Band an*)

Sie werden feststellen, dass *Pulsatilla* die Kopfschmerzen beseitigt hat, aber ihr Schlaf gestört ist. Sie kann nicht schlafen. Dies ist ein weiterer Punkt, der uns sagt, dass das Mittel nur auf einer oberflächlichen Ebene gewirkt hat.

Homöopathie hat sehr ernstzunehmende therapeutische Modalitäten, die wir sehr gut studieren müssen, bevor wir anfangen, Patienten zu behandeln. Denn Homöopathie hat sehr viel Kraft. Man kann den Eindruck bekommen, das Mittel wirke, während es eigentlich den Fall nur verändert, Symptome verschiebt oder sie sogar unterdrückt – und oft bewirkt es natürlich gar nichts.

Wenn Ihr Mittel vom eigentlichen Fall weit entfernt ist, dann kommt der Patient zurück und sagt. «Es hat sich nichts verändert.» Wenn der Patient wieder kommt und sagt: «Dieses und jenes ist besser geworden, aber x und y sind jetzt schlimmer», dann muss diese Antwort vom Homöopathen sehr genau untersucht werden, um Klarheit zu erlangen, ob das Mittel korrekt gewirkt hat oder nicht.

Und wie bewertet man eine solche Situation? Indem man die Theorie der Homöopathie gründlich versteht. Das theoretische Verständnis der Homöopathie ist für die korrekte Auswertung eines Falles absolut notwendig.

(*Das Video läuft weiter*)

>*G.V. i.V.*: Irgendwelche anderen Symptome?

>*Pat.*: Keine, ausser dass es immer heiss ist und brennt. Es kommt in Wellen, und manchmal fühlt es sich richtig heiss an, manchmal beruhigt es sich auch und tut nur weh.

>*G.V. i.V.*: Sind Sie anämisch?

>*Pat.*: Ja.

>*Hom.*: Ja, sie ist schwanger.

>*G.V. i.V.*: Sind Sie immer anämisch?

>*Pat.*: Nein, nicht anämisch, aber ich habe niedrigere Werte als andere.

>*G.V. i.V.*: Verstehe, zu wenig Eisen...

>*Hom.*: Das ist ihre dritte Schwangerschaft und die bislang beste. Dank guter homöopathischer Behandlung.

>*Pat.*: Ich war kürzlich in Indien und kam mit Hepatitis zurück. Keine gelben Augen, aber Juckreiz überall und erhöhte Leberenzyme.

>*G.V. i.V.*: Juckreiz überall?

>*Hom.*: Schrecklich, vor allem während der Nacht.

G.V. i.V.: Sie haben *D o l i c h o s* gegeben?

Pat.: Ja, und am nächsten Tag fühlte ich mich 80 % besser.

G.V. i.V.: Gut... (*lächelt*) Er hat seine Frau geheilt.

Hom.: Zwischen *D o l i c h o s* (das war vor etwas mehr als zwei Monaten) und *P u l s a t i l l a* hat sie kein anderes Mittel erhalten. Und was die Anämie betrifft: Während ihrer vorherigen Schwangerschaften war die Anämie stärker ausgeprägt. Ihr Hämatokrit beträgt derzeit 34. In früheren Schwangerschaften lag er bei 28 oder 30. Für sie ist das also verhältnismässig gut.

G.V. i.V.: O.k., danke.

Pat.: Danke.

(*Vithoulkas stoppt das Video*)

Es gab nicht sehr viele verwendbare Informationen. Normalerweise stelle ich gerne mehr Fragen. Aber wenn ein Patient vor einer Klasse sitzt, ist die Situation schwierig, vor allem, wenn man mehr über die Emotionen und die Sexualität erfahren möchte. Patientinnen wie sie geraten dann unter starken Stress.

Nun möchte ich einige Bemerkungen machen über das, worüber ihr Behandler berichtete: ihre Rückkehr aus Indien, die Behandlung der Hepatitis, die Schwangerschaft etc. Geht es ihr hinsichtlich der Hepatitis gut, oder war die Behandlung unterdrückend? Oder haben Sie noch andere Ansichten?

Kann jemand die diesbezüglichen Informationen auswerten? (*Von den Teilnehmern antwortet niemand*).

Mit diesem Teil der Informationen müssen wir sehr klar sein. Was war geschehen? Sie hatte die Hepatitis, sie war krank, sie nahm *Lycopodium* oder *Chelidonium* oder was auch immer, und die Hepatitis wurde natürlich besser und ihr ging es auch viel besser.

Wenn Sie den Fall nun betrachten: Wie bewerten Sie die Behandlung der Hepatitis? War die Behandlung richtig oder falsch? Schauen Sie: Solche Fragen müssen Sie klar beantworten können. Ohne die ganze Theorie verstanden zu haben, können Sie solche Fragen nicht beantworten. Soll ich mal Statistik machen? Wer sagt, die Behandlung war korrekt?

(ein paar Hände werden gehoben)
Wer sagt, die Behandlung war falsch?
(nun gehen mehr Hände nach oben)
O.k., vielen Dank.

Sie haben Unrecht! Die Behandlung war korrekt! Die Behandlung der Hepatitis war richtig, nicht falsch. Warum sind Sie in die Falle gegangen? Weil Sie die wirkliche Theorie der Homöopathie nicht verstehen. Wenn diese Theorie nicht verstanden wird, dann geschieht so etwas. Fast niemand hat geglaubt, dass die Behandlung korrekt gewesen ist.

Natürlich kann ich hier nicht alles erklären, aber ich möchte Ihnen zumindest eine Idee davon vermitteln: Jeder, jeder Patient hat irgendeinen chronischen Zustand, der ein, zwei oder drei Arzneimittel in einer ganz bestimmten Folge benötigt. Mal angenommen, Sie behandeln einen solchen Patienten und geben die Arzneimittel nicht in der erforderlichen Reihenfolge.

Nun bekommt dieser Patient eine Akuterkrankung, eine Bronchitis. Sie geben ein Arzneimittel, *Bryonia*, und behandeln damit die Bronchitis. Oder eine schwerwiegendere Erkrankung, eine Bronchopneumonie. Sie geben *Kalium carbonicum*, dann *Phosphor*, dann *Arsenicum album* – drei Arzneimittel, und dem Patienten geht es gut.

Die Behandlung ist korrekt! Sie haben das behandelt, was sich oberhalb seines chronischen Zustandes abspielte. Mit diesen drei Arzneimitteln haben Sie die Akuterkrankung, die sich in diesem Patienten manifestierte, korrekt behandelt. Aber Sie haben die darunter liegenden chronischen Probleme des Patienten nicht berührt. Ihre Behandlung für den Akutzustand war also richtig, Ihre Behandlung des chronischen Zustandes war falsch.

Ich gebe Ihnen mal ein einfaches Beispiel, das jeder verstehen wird. Mal angenommen, jemand fällt hin, bekommt eine Prellung mit Austritt von Blut ins Gewebe etc. Was verschreiben Sie? (*niemand antwortet*) Haben Sie keine Angst, nur weil Sie einen Fehler gemacht haben! Sie machen nicht immer Fehler! Was verordnen Sie?

Die Prellung ist schmerzhaft, man darf sie nicht berühren – was ist das? (*Einige Stimmen antworten*: «*Arnica*»)

Arnica! Sie geben *Arnica*, und die Reaktion ist wunderschön: Der Schmerz verschwindet, und die Prellung geht natürlich auch weg.

Was ist hier passiert? Sie haben etwas behandelt, was diesen Menschen überkommen hat. Etwas Plötzliches, ein Akutzustand. Dieser Akutzustand erforderte ein spezifisches Mittel, das Sie geben mussten. Sonst hätte es zu chronischen Nachwirkungen des akuten Zustandes kommen können. Das bedeutet, Sie haben den Akutzustand korrekt behandelt. Prima! Anschliessend kommt der Mensch wieder mit seinen chronischen Kopfschmerzen, seinen anderen Problemen zu Ihnen.

Denken Sie nun an diese Frau! Seit acht Jahren versorgt sie die Tiere (*Schafe*), seit acht Jahren leidet sie unter diesem Zustand. Dieser Zustand hat ein tieferes, zugrunde liegendes Problem, wie sich im Follow-up herausstellen wird.

Noch ein Beispiel, welches Sie auch gut verstehen werden. Jemand hat einen geliebten Menschen verloren. Er kommt, seufzt (*Vithoulkas seufzt zweimal tief*). Sie sehen: Seufzen, Kummer, weint nicht, möchte weinen, aber kann nicht... – welches Mittel geben Sie?

(*Teilnehmer antworten: «I g n a t i a»*)

I g n a t i a! Ich weiss, Sie haben immer noch Angst. (*Gelächter*) Sie werden sich noch bis zur letzten Minute fürchten. (*Vithoulkas lacht*) Schauen Sie: Wenn Sie das Bild eines Arzneimittels haben, brauchen Sie sich nicht fürchten. Dies ist das Bild des Mittels, dies ist das Mittel. *I g n a t i a* ist das Mittel. Also geben sie *I g n a t i a*. Nehmen wir mal an, die ganze Klasse hätte dieses Problem. In den meisten Fällen würde *I g n a t i a* indiziert sein.

O.k. Ist das richtig oder nicht? Natürlich ist es richtig. Man muss es geben, die Wirkung ist vorhanden, und es ist absolut richtig.

Nun: Nachdem die *Ignatia*-Schicht verschwunden ist, muss man sich mit dem darunter liegenden Problem befassen. *Pulsatilla* nahm die Kopfschmerzen weg, liess dieses und jenes übrig, und dann wurde *Natrium muriaticum* gegeben und etliche andere Mittel. Alle Mittel wirkten sehr gut, gute homöopathische Behandlung...

Aber im Grunde genommen ist der Homöopath verwirrt. Er ist verwirrt, weil er einerseits die Akuterkrankung korrekt behandelte, aber andererseits den darunter liegenden chronischen Zustand nicht berührt hat. Aber Homöopathie kann viel mehr bewirken. Und aus diesem Grunde sind Sie hierher gekommen: um zu lernen, um gute, solide, fundierte Homöopathie zu erlernen, richtig?

Ich werde Ihnen keine Geschichten erzählen. Von mir bekommen Sie einige Fakten. Bei der Materia Medica werde ich Ihnen die jeweiligen Hauptpunkte nennen, auf die Sie Ihre Verschreibungen stützen können. Aber um ein wirklich umfangreiches Wissen über die Homöopathie zu erwerben, müssten Sie an dem vierjährigen Kurs teilnehmen, der an der Akademie in Alonissos stattfand. Er wurde auf Video aufgezeichnet und kann für Interessierte stattfinden. In der Schweiz ist sogar eine Universität daran interessiert, den Kurs zu präsentieren. Es ist ein umfangreicher Kurs mit präziser Materia Medica, ausführlicher Theorie, aber noch wichtiger ist, dass es von den dort von mir behandelten Patienten über einen Zeitraum von zwei, drei, vier Jahren Follow-ups gibt. Das gibt Ihnen die Möglichkeit zu sehen, wie sich Fälle nach Vorbehandlung mit

Allopathie, Akupunktur oder Homöopathie entwickeln. Etliche dieser Fälle hatten zuvor 40, 50, sogar bis zu 150 verschiedene homöopathische Arzneimittel erhalten.

Was geschieht mit solchen Fällen? Kann man solche Fälle behandeln, wenn man nicht richtig beginnt, mit dem richtigen Mittel? Danach muss das zweite Mittel ebenfalls korrekt sein und zum richtigen Zeitpunkt gegeben werden. Gleiches gilt für das dritte Mittel. Und dann, nach drei, vier Jahren, sieht man die Wirkung. Da sitzt dann ein anderer Mensch, der sich bedankt und fühlt, dass er wieder auf dem Boden der Tatsachen angekommen ist.

Es sind Patienten, die von den vielen verschiedenen, heute auf der Welt existierenden Therapieformen zerstört wurden. Therapieformen, die an sich sehr gut sind! Akupunktur ist zum Beispiel eine sehr gute Therapieform, keine Frage. Chiropraktiker leisten gute Arbeit. Solange die jeweiligen Behandler wissen, was sie tun, leisten sie gute Arbeit.

Ich bedaure sagen zu müssen, dass in der Homöopathie so viele verschiedene Vorstellungen im Umlauf sind. Nicht wahr? Wie zum Beispiel ein Lied zu potenzieren! «Warum nicht?» sagt er. «Wir werden ein Lied potenzieren und es verabreichen.» Ich frage: «Wem werden Sie es verordnen?» – «Ach, nun, wenn zum Beispiel jemand falsch singt, dann gebe ich es ihm, und dann fängt er an zu singen...» (*Publikum lacht*)

Ich meine, was soll das? Ich las das in den «Homeopathic Links», einem Journal, in dem es um Homöopathie gehen soll. Oder Folgendes: Man muss ein Mittel geben und hat es nicht zur

Hand. Was tut man? Man schreibt den Namen des Arzneimittels auf ein Stück Papier, zum Beispiel *Lycopodium* 10 M, stellt ein Glas Wasser darüber und lässt dann den Menschen das Wasser trinken – und schon hat er eine Gabe *Lycopodium* 10 M zu sich genommen. (*Publikum lacht*)

Verstehen Sie, wie ich mich fühle, wenn ich so etwas sehe? Wenn so etwas aufgeschrieben wird als Handlungsanweisung für Schüler? Um Gottes Willen! Homöopathie hat mit all diesen Verrücktheiten nichts zu tun! Und man muss sich dessen bewusst sein – deshalb bin ich hier, um in Ihnen ein Bewusstsein dafür zu wecken – damit man diesen ganzen Unsinn nicht glaubt.

Schauen wir also mal, was in diesem Fall passiert ist. Die Verordnung lautete: *Anthracinum* C 200.

Anthracinum ist indiziert bei Patienten, die chronisch unter Karbunkeln leiden, unter Abszessen, ödematö- **Karbunkel, Abszesse,** ser Lymphadenopathie und Tumoren, die dazu **Tumoren mit brennen-** neigen, bösartig auszusehen, mit einer rötlich- **den und extremen** schwarzen Verfärbung, und die brennende **Schmerzen** Empfindungen und extreme Schmerzen verursachen. Bei *Anthracinum* kommt es leicht zu Ulzerationen, mit Schorfbildung und entsetzlichen, brennenden Schmerzen. Das Gewebe wird ödematös und verhärtet.

Anthracinum passt auf septische Zustände mit enormer Schwellung, den bereits erwähnten unerträgli- **Septische Zustände** chen brennenden Schmerzen und der dunkel- roten Verfärbung des entzündeten Teils. Dieses Mittel neigt

25

generell zu leichter Eiterung und Sepsis. Die Patientin ist nicht in der Lage, tiefe Gefühle zu empfinden, auszudrücken oder zu teilen. Sie trottet in einem offensichtlichen Verwirrungszustand durchs Leben, vor allem, was ihre Gefühle betrifft, wo nichts klar ist, nichts angemessen wahrgenommen wird. Sie weiss selbst nicht, was sie fühlt.

(*Das Video läuft weiter, man sieht nun das Follow-up*)

Hom.: Sie erhielt *Anthracinum* C 200. Kurz nach der Einnahme wurde ihr schwindelig und sie meinte, sie bekäme Kopfschmerzen. Und der infizierte Bereich wurde nach der Mittelgabe sehr, sehr heiss.

(*Vithoulkas hält das Video an*)

Sehen Sie nur! Sofort kann man die korrekte Wirkung sehen! Was geschah? Sie fing an schwindelig zu werden. Das ist ein Ausdruck. Die Kopfschmerzen kamen wieder. Sehen Sie? Erinnern Sie sich? *Pulsatilla* hatte die Kopfschmerzen weggenommen. Die Kopfschmerzen mussten wiederkommen.

(*Das Band läuft wieder weiter*)

Hom.: Und beim Umhergehen fühlte sie viel Druck nach unten in der Vagina und hatte die Empfindung von Kontraktionen. Dies ist bis heute geblieben. Eine Stunde nach der Mitteleinnahme ging sie hinaus und setzte sich in den Park und hatte die friedlichste Stimmung seit Tagen. Erst dadurch wurde ihr bewusst, dass vorher etwas nicht in Ordnung gewesen war. Sie erzählte, sie habe gar nicht gemerkt,

was sie verloren hatte, bis dieses Gefühl von Frieden wieder-
kehrte. 2 ½ Stunden nach dem Mittel war sie...

(*Vithoulkas unterbricht und hält das Band an*)

Das ist ein weiterer wichtiger Punkt. Vielleicht konnten Sie das
nicht richtig verstehen. Er erzählt, dass sie einige Stunden nach
dem Mittel, während sie auf einer Parkbank sass, Frieden
empfand. Etwas, so wurde ihr bewusst, was sie verloren hatte.
Zuvor hatte sie keinen Frieden empfunden. Nun fühlte sie ihn
wieder. Dies ist wiederum ein Hinweis, dass das Mittel in der Tiefe
wirkt und einige Veränderungen herbeiführen kann.

Warum? Weil er erzählt, dass die Kopfschmerzen wiederkamen,
dass die Entzündung schlimmer wurde, sie hatte brennende
Schmerzen, aber innerlich fühlte sie Frieden. Das ist eine korrekte
Abfolge von Ereignissen.

Wenn sie gesagt hätte: «Psychisch fühle ich mich gut», dann
hiesse das ohne die Verschlechterung, ohne die korrekte Abfolge
von Ereignissen gar nichts. Bei einer korrekten Abfolge von Ereignissen muss es eine Besserung von den tieferen hin zu den mehr
peripheren Bereichen geben. Psychisch besser, körperlich schlimmer – das ist gut. Aber solche Dinge erkennen wir nicht, verstehen
wir nicht, wenn wir die Theorie nicht sehr gut kennen. Nur dann
können wir wahrnehmen, was der Mensch erzählt. Schauen wir
weiter.

(*Das Video wird fortgesetzt*)

Hom.: Sie konnte ihren Hals ohne Schmerzen bewegen. Um
sieben Uhr abends, fünf Stunden nach der Mitteleinnahme,

ging es ihren Muskeln, die durch das Ulcus sehr geschmerzt hatten, viel besser, und sie hatte ein überwältigendes Gefühl von Frieden und Schläfrigkeit. Sie gähnte viel.

Sie sagte von sich: «Ich bin ein wandelnder Zombie.» In der vorhergehenden Nacht war ihr Zustand zum gleichen Zeitpunkt am schlimmsten gewesen, mit Schmerzen und Ruhelosigkeit.

Sie sagte: «Ich habe das Gefühl, ich werde ewig schlafen.» Es war das erste Mal seit Tagen, dass sie sich auf die Nacht freute. Die Nächte zuvor waren schlimm gewesen. Jetzt war sie zuversichtlich, dass ihr Schlaf erholsam sein würde. Und sie hat tatsächlich ziemlich gut geschlafen, definitiv viel besser. Dann, am nächsten Tag, gab es eine deutliche Verbesserung, der Schmerz war geringer. Aber sehen konnte man den Unterschied noch nicht.

Gestern nun wurde die Zyste deutlich grösser, sie weitete sich aus. Sie war nicht so erhaben, nahm aber ein grösseres Areal in Anspruch und breitete sich vor allem zum Hals hin aus. Sie stand unter grösserer Spannung, war heisser und schmerzte wieder mehr. Nicht so schlimm wie vor dem Mittel, aber mehr als am vorhergehenden Tag. Und der Schmerz war jetzt stechend und pochend, nicht mehr so intensiv brennend wie zuvor.

Und heute dann ist es kleiner geworden. Sie hatten ja mal *Lachesis* erwähnt. Vielleicht sollte ich erzählen, dass das Furunkel gestern violett war und sie dort überhaupt nicht berührt werden wollte. Noch nicht einmal ihre Kleidung konnte sie dort ertragen, hob sie immer von der Haut ab.

(*Vithoulkas stoppt das Band*)

Ein guter Punkt. Das ist noch mal ein Test für Sie. Und Sie werden sehen, dass Sie nun meine Frage richtig beantworten werden. Vor meiner Frage aber muss ich Ihre Aufmerksamkeit auf die Tatsache lenken, dass die Patientin ein «wandelnder Zombie» ist. Sie schläft. Sie will schlafen. Sie will den Rest ihres Lebens schlafen. Sie fühlt sich sehr schläfrig. Sie sehen die tiefe Entspannung des Organismus, wodurch sie jetzt schlafen möchte. All die Tage zuvor hatte sie schlaflose Nächte. Nun möchte sie schlafen. Dies ist eine weitere Bestätigung dafür, dass das Mittel wirkt.

Wie ich schon sagte: Wir beobachten die tiefe Entspannung des Organismus, während sich gleichzeitig die Zyste **Unerträgliches** vergrössert. Sie hat Schmerzen, aber nicht mehr den **Brennen** fürchterlichen, brennenden Schmerz. *Anthracinum* hat absolut unerträgliches Brennen.

Wenn man ein *Anthracinum*-Geschwür sieht, dann ist es schwarz und riecht nach altem Käse. Das weist in den meisten Fällen auf eine Infektion mit Bacillus anthracis hin, also eine Infektion, die recht hartnäckig ist und einen üblen Geruch verbreitet. Infektionen mit Streptokokken oder Staphylokokken würden keinen solchen Geruch, nicht diese Intensität haben. Wir sehen also auf der körperlichen Ebene die Verschlechterung, die Zyste vergrössert sich, aber innerlich entwickelt sich Frieden. Wunderschön.

Okay. Nun sagt er: «Wir haben ein *Lachesis*-Bild, genau wie Sie gesagt haben.» Höchstwahrscheinlich hatte ich in meiner Analyse erwähnt, dass wir an *Lachesis* denken sollten, falls *Anthracinum* nicht wirkt. Der Homöopath sagt: «Wie Sie in Ihrer Analyse gesagt hatten: kann dort nicht berührt werden, bläuliche Verfärbung...»

Nun stellt sich die Frage: Werden Sie *Lachesis* geben, um die Wirkung dieses Mittels zu vervollständigen? Ja oder nein? (*das Publikum lacht*)

Sehen Sie? Jetzt sehen Sie die richtige Antwort! Sie geben es nicht! Man darf es nie geben! Dies ist der vierte Tag nach der Mittelgabe. Man darf niemals ein Mittel geben, wenn es dem Menschen so gut geht. Die Stelle schmerzt noch, das Furunkel hat sich noch nicht geöffnet, es gibt noch keine Absonderung – aber würde *Lachesis* helfen, die Öffnung und Absonderung in Gang zu bringen? Überhaupt nicht! *Lachesis* würde den ganzen Prozess stoppen.

Es gäbe eine Zeit, wo man *Lachesis* geben sollte. Wann wäre das? Was bräuchten wir? Wir bräuchten auch auf der Ebene des Schlafes und auf der geistig-emotionalen Ebene eine Ver-schlimmerung.

Wenn wir das sähen und sich gleichzeitig ein *Lachesis*-Bild entwickelt, dann könnten wir zur Gabe von *Lachesis* ja sagen. Man könnte es sogar am vierten Tage der Behandlung geben, solange man ein vollständiges *Lachesis*-Bild sieht. Hier hatten wir aber nur ein lokales Bild von *Lachesis*, wohingegen der

Allgemeinzustand der Patientin gut ist – es geht der ganzen Patientin so gut! Wenn wir da jetzt hineingingen und störten...

Gott behüte! Wir würden unsere wunderschöne Arbeit zerstören. Es war nicht so einfach, in diesem Fall auf *Anthracinum* zu kommen, nicht wahr? Wenn Sie aber jetzt für die Lokalsymptome *Lachesis* verschreiben würden, während es der Patientin insgesamt besser geht - vergessen Sie's!

Sie würden Ihren Fall verderben. Diese Sprüche wie «Homöopathie ist harmlos» oder «es kann nicht schaden», die stimmen nicht! Die Lokalsymptome ähneln derzeit *Lachesis*, und *Lachesis* würde den ganzen Prozess stoppen. Die Heilung könnte nicht abgeschlossen werden. Dann wären Sie versucht, ein anderes Mittel zu geben, und noch eines, und noch eines...

Das sind die Fälle, die bei mir landen. Ich bekomme keine unbehandelten Fälle mehr zu sehen. Zu mir kommen nur noch verdorbene Fälle. Und dann heisst es: «Okay, nun reparieren Sie das mal.» Ich habe Fälle, die haben zuvor schon die halbe Materia Medica bekommen! Solche Fälle bekomme ich zu sehen, und ich verstehe, warum!

Diese meine Erfahrung versuche ich Ihnen zu vermitteln. Wir haben Gesetze, die wir erfassen und gut verstehen müssen. Sehen Sie, wie der Organismus seine Arbeit tut? Der Körper fängt alles auf, erfährt eine Verschlimmerung. Die Zyste hat sich ziemlich vergrössert. Warten Sie einfach noch ein paar Tage, und die Absonderung wird beginnen.

(Das Video läuft weiter)

Hom.: Heute ist es kleiner geworden, weicher, beweglicher. Hin und wieder fing es an, kleine Mengen dieser übelriechenden Absonderung auszustossen. Das ist erst seit heute. Wenn sie auf den Beinen ist und in Bewegung, ist es härter und schmerzt mehr, und es wird definitiv besser, wenn sie ruht oder sitzt. Sie hatte heute vorübergehend Kopfschmerzen, aber viel weniger schmerzhaft als gestern.

G.V. i.V.: Wie lange war die Zyste dort?

Hom.: Acht Jahre. Es geht ihr viel besser, wirklich, unglaublich viel besser. Jeder Tag ist besser, mit kleinen Aufs und Abs, aber heute geht es ihr äusserst gut. Gestern öffnete sich das Furunkel. Um die Entwicklung überschaubar zu machen: Nach dem Arzneimittel ging der Schmerz dramatisch zurück. Und es gab Auswirkungen, die fast unmittelbar nach der Mittelgabe spürbar waren.

Aber die Zyste an sich wurde nach dem Mittel grösser, obwohl sich der Schmerz verminderte. Sie wurde wirklich gross! Es waren immerhin 12 – 15 cm im Durchmesser. Die Leute schauten die Stelle ungläubig an. Aber insgesamt ging es ihr viel besser als zuvor.

G.V. i.V.: Es ist schon merkwürdig. Die Zyste wird grösser, aber der eigentliche Schmerz verringert sich.

Hom.: Ja, zu 75 – 80 %. Und dann, am Freitag, also vor zwei Tagen, hatte sie dort viele Empfindungen. Prickelnde Empfindungen, nicht dieses heisse Brennen. Prickelnde Empfindungen und viel Druck. Und man konnte bestimmte Stellen erkennen, an denen das Furunkel anfing zu reifen. Verschiedene Stellen, kleine, weissliche Areale, und darunter konnte man den Eiter sehen, der sich später entleerte.

Und gestern, nachdem sie aus der Badewanne kam, fing es an, sich zu entleeren, sogar ohne dass sie es merkte. Es kamen vielleicht ein bis eineinhalb Teelöffel voll Eiter raus. Heute war es vielleicht ein Esslöffel voll. Die Stelle an sich ist jetzt viel kleiner. Es ist immer noch ziemlich gross, aber im Vergleich zu vorher viel kleiner. Sie hat keinerlei Schmerzen mehr. Und an den Rändern entwickelt sich wieder die normale Hautfarbe.

Sie hatte einige interessante Dinge. Sie wäre eine gute Prüferin bei Arzneimittelprüfungen, so geht es ihr immer mit Arzneimitteln. Sie hatte eine Menge Prüfungssymptome, die alle in Herings Materia Medica von *Anthracinum* vorkommen: Die ganze Woche über hatte sie immer mal wieder Schwindel, leichte Kopfschmerzen früh am Tag, und wenn diese Kopfschmerzen nachmittags weggingen, fühlte sie sich nicht in der Lage, zu arbeiten.

Das ist ein ziemlich starkes *Anthracinum*-Symptom. Normalerweise ist sie eher der «Workaholic»-Typ. Und dann wird sie nachts ruhelos, das lässt gegen drei Uhr morgens nach, und sie schläft besser. Ihr Appetit war die ganze Woche über vermindert, und sie hat einige Pfund abgenommen, aber insgesamt geht es ihr wirklich gut.

(*Vithoulkas hält das Video an*)

Einige von Ihnen haben genau hingeschaut um zu prüfen, ob ich wirklich derselbe bin wie in dem Video... (*lacht*). Nun, das war vor ungefähr 16 Jahren... Aber es ist ein interessanter Fall. Die Absonderung hat eingesetzt, und der Heilungsprozess wird vervollständigt werden. Da können wir unserer Wissenschaft vertrauen. Ansonsten wären Sie gezwungen, Verschreibungen für diese und jene Kleinigkeiten zu machen, was in solchen Fällen völlig falsch ist. Was wir hier sehen, ist, dass das Mittel den Fall sehr tief berührt hat. Und Sie werden die Entwicklung verfolgen können.

(*Fortsetzung des Videos. Die Patientin war zum zweiten Follow-up gekommen und sitzt nun wieder vor der Klasse, die Vithoulkas damals in Kalifornien unterrichtete.*)

G.V. i.V. (*an seine kalifornische Klasse gewandt*): ...Wie der Homöopath gesagt hatte: Das Furunkel ist jetzt wirklich 20 mal kleiner. Als ich es zuerst sah, war es eine sehr rote und grosse Zyste, die tief ins Gewebe hineinreichte. Riesig, und auch nach aussen gewölbt. Die Absonderung begann bald, das ist alles okay.

Aber sie erzählte etwas wirklich Interessantes: Seit einem Kummer vor 17 Jahren war ihre Sexualität blockiert. Und mit

Sexualität blockiert *Anthracinum* löste sich diese Blockade ihrer Sexualität vollständig. Sie erzählte mir auch, dass die Bilder dieses alten Kummers ihr wieder ins Bewusstsein kommen und dann einfach weggehen. Das sagt mir, dass *Anthracinum* seit 17 Jahren indiziert ist. Und ihre Gesundheit wird sich von nun an enorm verbessern, und das nächste Mittelbild wird sich recht deutlich zeigen.

(Frage einer kalifornischen Teilnehmerin, leider unverständlich, da ohne Mikrofon gestellt)

G.V. i.V.: Ob *Anthracinum* ein konstitutionelles Mittel sein kann? Nun, ich weiss es nicht. Wir werden sehen, wie weit sich ihre Gesundheit verbessern wird. Ich glaube, sie wird sich in einem Ausmass bessern, das sie selbst kaum glauben kann.

Aber bislang haben wir als Indikation wahrscheinlich «Beschwerden durch Kummer». So entstehen manchmal die Situationen, in denen ich über bestimmte Begebenheiten spreche und dann eine konkrete Entscheidung für ein Arzneimittel treffe – durch solche Erfahrungen! Und dann protestieren Sie und sagen: «Nein, nein, das kann nicht sein, denn dieses Mittel hat das Symptom xyz nicht», oder: «Das Mittel steht aber nicht im Repertorium in der entsprechenden Rubrik.»

Hier sprechen wir vielleicht über eine Kummer-Situation, die von dem Mittel beeinflusst wurde. Es hat aber eine klar definierte Wirkung gezeigt, die sie deutlich empfindet. Nicht jetzt hier im Video, denn es war ihr peinlich, all das vor der Kamera zu sagen. Aber sie ist ja jetzt anwesend, ich wiederhole einfach nur ihre eigenen Worte: Ihre Energie war nach dem Kummer blockiert.

(Das Band wird gestoppt)

Ich weiss nicht, ob Sie verstanden haben, was passiert ist. Hätten Sie sie untersucht, hätten wahrscheinlich die meisten von Ihnen an *Sepia* gedacht, da sie so vertrocknet aussah und keinerlei sexuelles Verlangen hatte. Ihre sexuelle Energie war blockiert. Sie hatte kein Interesse an einer sexuellen Beziehung. Sie hatte Kummer gehabt und ihn all die Jahre in sich getragen, ohne weinen zu können. Sehen Sie, wie falsch *Pulsatilla* war? Obwohl sie warm war, nach frischer Luft verlangte etc.

Warum? Weil sie nicht weinen konnte. Eine *Pulsatilla* mit Kummer wird weinen, weinen, weinen. Dann haben Sie ein Symptom, das für *Pulsatilla* spricht. Wenn der Kummer aber so gross ist und zurückgehalten wird und das sexuelle Verlangen, welches für das Überleben so wichtig ist, abgeschnitten wird, ist es ein sehr tiefsitzender Kummer. Daher wurde natürlich *Natrium muriaticum* gegeben - ohne Wirkung. Sie erhielt *Ignatia* - ohne Wirkung. Was brachte die Veränderung hervor? *Anthracinum*!

Es ist erstaunlich, wie dieses Mittel den emotionalen Ausdruck verweigert und gleichzeitig die verletzten Gefühle in einer Zyste oder einem bösartigen Abszess abkapselt.

In solchen Fällen ist nach der Gabe des Arzneimittels sehr interessant zu beobachten, wie die eingeschlossenen Gefühle, die jahrelang niemals ausgedrückt wurden und unterbewusst Schmerzen verursachten, dann in Form von Tränen mit grosser Intensität herausströmen. Es erinnert an einen malignen Tumor, der sich plötzlich öffnet und endlos Absonderungen produziert.

Wie ich zuvor schon sagte: Homöopathie-Schüler kommen dann zu mir und sagen: «Oh, *Anthracinum* steht doch aber gar nicht in der Rubrik ‚Gemüt – Beschwerden durch – Kummer'! Es findet sich dort gar nicht im Repertorium!» Ja, das stimmt, es steht nicht im Repertorium, aber wir sehen es im richtigen Leben, bei echter Homöopathie. Daher macht das keinen Unterschied!

Ach, bei der Gelegenheit kann ich Ihnen erzählen, wozu wir uns entschlossen haben. Sie können im Internet unter *vithoulkas.com* unsere Website erreichen. Dort gibt es eine Abteilung, die heisst «Exciting Information» – «Aufregende Informationen».

Worum geht es in dieser Abteilung? Dort finden sich neue Symptome, die von echten Fällen stammen. Fälle, die auf Video aufgezeichnet wurden und die Symptome zeigten, die in der Materia Medica oder im Repertorium nicht enthalten sind. Jeden Monat veröffentlichen wir solche Symptome im Internet, kostenlos zugänglich für jedermann. Sie können sie dort in Erfahrung bringen und sammeln. Aber Sie dürfen sie nicht in Buchform herausbringen! (*lacht*)

Das heisst, kommen Sie nicht auf die Idee, diese Symptome zu sammeln, sie in einem Buch zusammenzufassen und dieses Buch dann zu verkaufen. Denn solche Erfahrungen habe ich schon oft gemacht: Ich verbreite Informationen, und binnen kurzer Zeit sehe ich ein neues Buch darüber, ohne dass mein Name irgendwo erwähnt wäre, ohne Angaben, woher die Informationen stammen. Ich schaue es an und stelle fest: «...,aber das ist doch mein Buch!»

Ich weiss es noch wie heute. In Washington, D.C., USA, fand 1983 ein grosser Kongress statt. Plötzlich kam jemand auf mich zu und sagte: «Wollen Sie ein interessantes Buch kaufen?» Ich fragte nach dem Titel. Er sagte: «Die gestohlenen Essenzen.» (*Die Teilnehmer lachen*)

Ich sagte: «Lassen Sie mal sehen!» Und was entdecke ich? Darin stand alles, was ich Bill Gray jemals gelehrt hatte, während er bei mir in Athen gewesen war. Es stand alles da drin!

Ich fragte: «Was soll das denn kosten?» Er antwortete: «30 Dollar.» Das muss man sich mal vorstellen, im Jahre 1983, 30 Dollar! Für eine ungefähr 90-seitige Kopie gestohlener Essenzen. Ohne meinen Namen, und für 30 Dollar.

Ich sagte: «Ja, ich bin interessiert.» Ich bezahlte ihm Geld, um eine Kopie meiner Aufzeichnungen mitzunehmen, die jemand gestohlen hatte. Denn das erzählte mir Bill Gray zu jener Zeit. Jemand war in sein Zimmer eingebrochen und hatte seine Aufzeichnungen gestohlen, die dann anschliessend kopiert wurden. Wie sich herausstellte, waren diese Kopien schon weltweit im Umlauf. Später, es war so ungefähr 1984 oder 1985, reiste ich nach England, und dort sah ich das gleiche Buch, aber mit einem anderen Titel. Irgendetwas wie «Homöopathie erfahren durch Märchen, Gnome und Gespenster»... (*Gelächter im Publikum*) Ich schaue hinein, und was sehe ich? Das gleiche Buch!

Diese Erfahrung habe ich wieder und wieder machen müssen. Dennoch helfe ich gerne. Gehen Sie also auf die Website. Sie finden dort gute Informationen. In dem Teil «*Exciting Information*» finden sie Symptome, die wirklich verlässlich sind. Sie können sich dort darauf verlassen, dass ein bestimmtes Symptom zu einem bestimmten Arzneimittel gehört. Die Symptome entstammen Fällen, für die – basierend auf bestimmten Symptomen – ein Arzneimittel verordnet wurde. Diese Patienten wurden durch das Mittel geheilt, und die durch die Mittelgabe verschwundenen Symptome gehören dann auch wirklich zum jeweiligen Arzneimittel.

So haben wir also Symptome, die bestätigt werden, und neue Symptome, die noch nirgends niedergeschrieben sind. Auf diese Weise versuchen wir nach und nach, über viele Jahre hinweg, eine verlässliche Materia Medica zu erstellen. Das wird erst lange nach meinem Tod Realität werden. Schauen Sie, wir haben heutzutage das Problem, dass viele Informationen von unzuverlässigen Quellen stammen. Niemand weiss mehr, wie verlässlich eine Information ist. Ist dieser Nachtrag verlässlich? Ist er etwas, worauf ich meine Verschreibung aufbauen kann?

Ich hielt einmal ein Seminar. Jemand sagte: «Ich habe gehört, dass man einem Patienten, der aus einem Waisenhaus stammt, *Tuberculinum* geben soll, egal, was er für ein Beschwerdebild hat.» Ich sagte: «Wie bitte?!?» Der Teilnehmer wiederholte die Aussage. Ich fragte: «Wer hat denn so was erzählt?» Der Teilnehmer antwortete: «Es heisst, Sie hätten das gesagt...» Da denke ich nur noch «Oh, mein Gott...»

(*Seminarpause*)

Ich glaube, Sie haben einen guten Eindruck vom Arzneimittel *Anthracinum* bekommen. Machen wir mit dem Follow-up weiter.

(*Das Video wird fortgesetzt*)

G.V. i.V. (*an seine kalifornische Klasse gewandt*): Es ist sehr interessant zu sehen, was das Mittel bewirkt hat. Es hat den Schmerz fast sofort hinweggenommen. Der Schmerz war schier unerträglich gewesen. Innerhalb der nächsten 24 Stunden vergrösserte sich das Furunkel, dennoch war der Schmerz geringer. Das spiegelt den sofortigen Informationsprozess im Organismus wieder.

Der Organismus beginnt, das Furunkel zu entzünden, damit der Inhalt sich verflüssigt, um ihn dann absondern zu können. Aus solchen Fällen lernen wir! Alle Symptome, die hier verschwinden, gehören zu *Anthracinum*.

So lernen Sie mehr über ein Arzneimittel. Es ist eine sehr lehrreiche Erfahrung, und wäre es noch mehr, wenn sie willens wäre, mehr ins Detail zu gehen in ihren Schilderungen. Dann würde sie wahrscheinlich bemerken, dass sich auch noch andere Symptome verändern. Ich würde vorschlagen, kein weiteres Arzneimittel zu geben, bis wir klar erkennen können, was alles gebessert hat. So bekommen wir noch bessere Informationen über das Mittel.

(*Frage eines kalifornischen Teilnehmers – ohne Mikrophon, daher leider unverständlich*)

G.V. i.V.: Das ist Spekulation. Spekulieren Sie nicht. Sie stellt Puppen her, die sie mit Wolle ausstopft. Das macht sie seit Jahren. Vielleicht kam das Anthrax von den Schafen. Vielleicht hat sie sich über einen Teil der Wolle infiziert. Das sind alles Spekulationen. Vielleicht wuchs ja auch ein Teil des Gemüses, das sie gegessen hat, am Rande der Schafweide und hat das verursacht...

Man kann über vieles spekulieren, aber man kann sich nicht sicher sein. Worüber wir uns aber sicher sein können und was uns auch eigentlich interessiert, ist das Folgende: Wenn nach Kummer die sexuelle Energie blockiert ist, dann können wir das nun mit *Anthracinum* in Verbindung bringen. Natürlich nicht immer nur mit *Anthracinum*...

(Beitrag einer kalifornischen Teilnehmerin oder der Patientin, leider ohne Mikrophon und daher unverständlich)

Hom.: Vorher war Weinen für sie nur Zeitverschwendung. Aber nun tut es ihr gut.

(Vithoulkas hält das Videoband an)

Gut, dies ist ein weiteres Symptom, das Sie in Verbindung mit *Natrium muriaticum* kennen, nicht wahr? Sie sagt, jedes Mal, wenn sie weinen wollte, erschien es ihr letztlich als Zeitverschwendung, also stoppte sie es und tat es nicht. Nun, nach *Anthracinum*, kann sie weinen.

Wegen Kummer und anderen solchen Sachen geben wir *Natrium muriaticum*.

Was Ihnen in diesem Fall auffallen muss, ist vor allem die Verbindung zur Blockade der sexuellen Energie, und auch zur Blockade des Tränenflusses. Dies wird nun eine Idee, die bestätigt werden muss. Sehen Sie, wie wir an neue Informationen gelangen? Wir haben nun einige Informationen, aber wir können sie erst bestätigen, wenn wir einen weiteren, ähnlichen Fall sehen.

Nun gut. Später wird sie erzählen, dass sie zwei Tage lang ununterbrochen geweint hat. Ununterbrochenes Weinen über zwei Tage hinweg. Das zeigt die Befreiung, die stattfand, und es zeigt, wie *Anthracinum* emotionale und sexuelle Energie blockiert und das Individuum austrocknet. Diesen Fall müssen wir im Gedächtnis behalten, falls wir jemals bei Patienten Nachwirkungen von Anthrax-Infektionen behandeln müssen.

Vertrocknete Individuen, deren Energie blockiert wurde, vor allem aber die emotionale Energie. Sie haben einfach nicht die Energie, zu weinen. Und plötzlich öffnet sie sich und weint und weint. Genau so, wie dieses Furunkel sich nicht geöffnet hat. Acht Jahre lang war es dort, aber es öffnete sich nicht. Und dann, nach dem Mittel, geht es auf und entleert seinen Inhalt. Ich glaube, Sie haben jetzt eine recht gute Vorstellung von *Anthracinum* bekommen.

Brennende Schmerzen. Die betroffenen Teile brennen wie Feuer. Diese Symptome haben wir auch bei *Arsenicum album*. Aber hier haben wir eine Besserung durch Hitze, keine Verschlimmerung durch Hitze.

Ein anderes Arzneimittel mit ähnlicher Symptomatik wie bei *Anthracinum* ist *Tarentula cubensis*.

Tarentula hat ebenfalls starke, brennende Schmerzen und Furunkel. Wie auch *Hepar sulphuris*.

Aber das Ausmass des Furunkels und die Kombination aus Hitze und brennendem Schmerz führten uns, nebst den anderen Symptomen, zur Idee von *Anthracinum*.

(Ende des Antracinum-Falles)

ANTHRACINUM

Milzbrandgift

GEISTES- UND GEMÜTSSYMPTOME:

- **Unfähig Emotionen zu fühlen**, auszudrücken.

- Scheint sein Leiden gar nicht wahrzunehmen oder sich daran zu erinnern. Niemals würde er mit irgendjemandem darüber reden.

- **Geistesverwirrung**. Kann sich an emotionales Trauma nicht erinnern, trotz seiner Auswirkung auf sein Leben und seine Gesundheit.

- **STILLER KUMMER**, als ob die verletzten Gefühle in einer abgekapselten Wunde, in einem bösartigen grossen, schwarzen Geschwür aufbewahrt werden.

- Fühlt, dass der Tod sich nähert.

KÖRPERLICHE SYMPTOME:

- **FURUNKEL, KARBUNKEL, ABSZESSE, GESCHWÜRE**, Panaritien, Ekzeme, Tumoren, Gangräne etc. mit **BRENNENDEN, EXTREMEN SCHMERZEN** und grosser Erschöpfung.

- **Purpurfarbene bis schwarze Verfärbung** äusserer Teile.

- Schwellung der entzündeten Teile.

- Schwarze Pusteln auf den Lippen.

- Gangränöses Geschwür des Beines. Schwarze Blasen auf den Oberschenkeln.

- **Übelriechende Abszesse** mit beissendem Eiter.

- **Blutungen – dick, schwärzlich**.

- Septisches Fieber.

- Alle Ausscheidungen erleichtern die konstitutionellen Symptome.

ALLGEMEINE SYMPTOME:

- **Vorzeitig gealtert**. Müde und alt aussehend. **Gesicht voller sehr feiner Fältchen**.

- Patienten, die in ihrer Vorgeschichte mit unbehandelter Wolle zu tun hatten.

- Abneigung gegen Sex.

Anmerkung zu Anthrax:

Der Erreger des Milzbrandes (*Anthrax*) ist das Bakterium «*Bacillus anthracis*». Dieses kann sich in umweltresistente Sporen verwandeln und Jahrzehnte in der Natur überdauern und im Körper zum aktiven Bakterium heranreifen. Die Gifte des Keimes sind tödlich.

Der Name «Milzbrand» geht auf die Beobachtung bei erkrankten Tieren zurück, deren Milz vergrössert und wie verbrannt aussieht. Die Krankheit tritt vor allen bei Tieren, gelegentlich auch berufsbedingt bei Menschen auf, die in der Viehhaltung oder Fleischverarbeitung tätig sind. Die Ansteckung erfolgt meist über infizierte Tiere. Eine Ansteckung über den Menschen ist kaum bekannt.

Die Symptome - Fieber, Atemnot, Husten, Kopfschmerzen, Übelkeit, Schüttelfrost, Bauch- und Brustkorbschmerzen - ähneln denjenigen zahlreicher anderer Krankheiten.

Verschiedene Organe können beteiligt sein, so in erster Linie die Haut (*berufsspezifisch: sog. «Wollsortierkrankheit»*), aber auch die Lungen oder der Magen-Darmtrakt. Milzbrand wird in vier verschiedene Arten eingeteilt:

- Hautmilzbrand
- Lungenmilzbrand
- Darmmilzbrand
- Milzbrandsepsis

Der Erreger wird bei Hautbefall über eine kleine Verletzung aufgenommen. Die Erkrankung weist zunächst eine schmerzlose, juckende Stelle auf, die anschliessend ein Bläschen bildet.

Daraus kann sich ein schwärzliches Geschwür (*Pustula maligna*) entwickeln, das in der weiteren Folge spontan abheilen kann. Bei etwa 10 bis 20 Prozent dieser Hautmilzbrandfälle kommt es allerdings zur Beteiligung weiterer Organe. Wenn es nach dem Einatmen der Sporen zu einer Erkrankung der Lungen kommt, zeigt sich zunächst Fieber und Unwohlsein, auch Muskelschmerzen und Husten sind möglich. Oft bessern sich die Beschwerden ohne Behandlung. In der zweiten Phase können dann möglicherweise schwerwiegende Komplikationen auftreten.

Bei Milzbrand im Magen-Darm-Bereich bestehen Fieber, Übelkeit, Erbrechen und Bauchschmerzen, die sich erheblich verschlimmern können.

Verlauf der Erkrankung und Komplikationen:

Aus allen 3 Milzbrandformen kann sich eine Milzbrandsepsis entwickeln mit Fieber, Schüttelfrost, Hautblutungen, Milzvergrösserung und Kreislaufschock. Diese Sepsis führt sehr schnell zum Tod. Der Milzbrand der Haut wird üblicherweise mit Antibiotika behandelt. Je nach Autor können unbehandelt 5-20% der Patienten sterben. Lungen- und Darmmilzbrand verlaufen ohne oder bei verspäteter Therapie meist innerhalb von 2-3 Tagen tödlich.

Todesfälle traten in den letzten Jahren sehr selten auf. Der letzte in Deutschland 1998. 1912 erkrankten 332 Personen, knapp 50 starben. Bei fast allen Fällen handelte es sich um Hautmilzbrand mit anschliessender Sepsis.

Weltweit sind 2 Epidemien bekannt. Im April 1979 starben 66 Menschen in Swerdlowsk, ca. 1400 km östlich von Moskau, durch das Entweichen der Erreger aus einer militärischen Biowaffen-Anlage. Die sowjetische Seite versuchte den Unfall zu vertuschen. Die USA geht von Tausenden von Opfern aus. Ende der 70er Jahre erkrankten während des Krieges in Simbabwe rund 9700 Menschen an Milzbrand.

Terroranschläge:

- Zwischen 1990 – 1995 erfolgten mehrere Terrorversuche der Aum-Sekte auf das japanische Kaiserhaus, das japanische Parlament und einen US-Marinestützpunkt.

- 1998 drohte in den USA ein Mikrobiologe, Milzbrand freizusetzen.

- Im September/Oktober 2001 wurden in den USA Milzbrand-Sporen in Briefen verschickt.

- Innert eines Monats traten 18 Fälle von Milzbrand-Erkrankung auf. Davon bekamen 8 Hautmilzbrand und 10 Lungenmilzbrand. Vier Personen starben daran.

Nun möchte ich Ihnen einige Informationen über Arzneimittel mit Angst und Panikattacken geben.

ACONITUM
Eisenhut, Sturmhut

GEISTES- UND GEMÜTSSYMPTOME:

- **Plötzliche**, schwerwiegende Beschwerden, ausgelöst durch einen Schock, der das Leben des Menschen bedrohte, und begleitet von einer **QUALVOLLEN FURCHT VOR DEM TOD**.

- **PANIKZUSTÄNDE**.

- FURCHT vor:

  offenen Plätzen

  Dunkelheit

  Aufzug

  Tunnel

  Herzerkrankung

  dass das Herz aufhört zu schlagen

  Flugzeug

  Erdbeben

  Menschenmenge

  engen Orten.

- Alle Beschwerden, akut oder chronisch, werden begleitet von Furcht vor dem Tod und dem Gefühl, dass der **Tod nahe** ist oder **unmittelbar** bevorsteht.

KÖRPERLICHE SYMPTOME:

- PANIKZUSTÄNDE begleitet von:

  plötzlichen, heftigen Palpitationen

  rotem Gesicht

  einseitiger Taubheit

  Ohnmachtsgefühl

  Schweiss

  Zittern

  Schwindel

  Dyspnoe und

  Furcht vor dem Tod.

- Während des Fiebers ist die Haut trocken und heiss, der Mensch hat intensive Nervosität, ist ruhelos und wirft sich umher, hat intensiven Durst auf kaltes Wasser.

ALLGEMEINE SYMPTOME:

- Akute Symptome treten nach **Einwirkung von kalter, trockener Luft** auf.

G. V.: Diese Informationen über das Arzneimittel können Sie wahrscheinlich in den meisten Materiae Medicae finden. In der Homöopathie geht es darum, die Essenz solcher Fälle zu verstehen. Was wir bei *A c o n i t*-Fällen erkennen müssen, ist die Intensität, mit der sich die Symptome präsentieren.

A c o n i t war früher ein Arzneimittel für Akutzustände. Man hatte eine Erkältung mit Laufnase, Husten und rotem Gesicht etc., und man fing die Behandlung mit *A c o n i t* an. So wurde es ursprünglich eingesetzt.

Eigentlich ist *A c o n i t* auch bei vielen chronischen Zuständen nützlich, vor allem bei Panikzuständen. Was verursacht solche Panikzustände? Normalerweise ist es ein grosser Schreck. Ein Schreck, wie er einen überkommen kann, wenn man plötzlich mit dem Gedanken an Tod konfrontiert ist. **Ausgelöst durch ein Erlebnis mit Todesangst**

Wenn jemand plötzlich auf Sie zukommt, während Sie durch die Nacht laufen, und Ihnen eine Pistole ins Gesicht drückt und sagt: «Geld her, sonst bringe ich Dich um!» – dieser plötzliche Schock kann derartige Veränderungen im menschlichen Körper hervorrufen, dass sich anschliessend periodische Panikzustände entwickeln. Sie können viele, viele Jahre andauern. *A c o n i t*-Fälle manifestieren solche Zustände grossen Schrecks, verbunden mit der Vorstellung, dass der Tod unmittelbar bevorsteht. Bei *A c o n i t* muss die Vorstellung von unmittelbar bevorstehendem Tod in den Symptomen enthalten sein. **Stellt sich den bevorstehenden Tod vor**

Unmittelbar bedeutet entweder in einigen Stunden, oder binnen weniger Tage oder Wochen. Es kommt auf den Fall an.

Jemand kommt zu Ihnen und Sie sagen: «Sie haben Angst. Wovor fürchten Sie sich?» Der Patient sagt: «Nun, ich habe Angst zu sterben.» – «Was fürchten Sie? Woran könnten Sie sterben?» Normalerweise nennen sie einen Grund, oder aber auch nicht.

Furcht vor dem Tod ohne Grund kann genauso vorkommen wie Furcht vor Tod durch ein Herzproblem oder durch einen Schlaganfall oder durch Krebs. Aber: Diese Furcht kommt mit solcher Intensität, dass es manchmal wirklich beängstigend ist.

Ich erinnere mich an einen Fall, zu dem ich in Athen gerufen wurde. Wir hatten etliche Behandlungszimmer. Einer der Ärzte kam in mein Zimmer und sagte: «Kommen Sie schnell!» Eine junge Frau, etwa 28 oder 30 Jahre alt, lag auf dem Fussboden, in einem schrecklichen Panikanfall. Sie japste nach Luft, japste und schrie gleichzeitig *(imitiert ihre Geräusche)*. Die Mutter sagt: «Wenn sie eine Krise hat, dann kann man ihr Schreien im ganzen Gebäude hören.» So, wie ich es gerade

Plötzlich intensivste Angst zu sterben

nachmachte, ist es noch nicht laut genug. Überwältigende Furcht mit Schreien. Und wir sahen das Herzklopfen, das rote Gesicht usw. Aber das Wichtigste war die Plötzlichkeit, mit der die Panik kam, und die Intensität. Plötzliche und intensive Furcht zu sterben.

In der Rubrik «Furcht vor dem Tod» finden wir viele, viele Arzneimittel. Unsere Aufgabe als Homöopathen ist es, die

Differenzierungspunkte zwischen den einzelnen Mitteln zu finden. Ansonsten sind wir verloren. Furcht zu sterben. Gehen wir ins Repertorium und schauen wir uns die Rubrik an. *(Rubrik «Gemüt – Furcht – Tod, vor dem» erscheint auf der Leinwand)*

GEMÜT – FURCHT – Tod, vor dem

ACON. act-sp. adam. *Adren. Agn.* aids. all-s. aloe alum. alum-p. am-c. am-caust. am-f. anac. anan. anh. ant-c. ant-met. ant-t. *Apis* aran. *Arg-n. Arn.* **ARS.** ars-h. ars-met. *Ars-s-f.* asaf. asar. astat. aur. aur-ar. aur-m. aur-m-n. aur-s. bapt. bar-br. bar-c. bar-i. bar-met. bar-s. *Bell.* beryl. beryl-m. *Bism. Bism-sn.* bor-pur. brom. *Bry.* bufo *Cact.* caes-met. calad. **CALC.** *Calc-ar.* calc-p. calc-s. calen. camph. *Cann-i.* cann-s. canth. caps. carb-an. carb-v. carbn-s. *Carc. Caust.* chel. chin. **CIMIC.** cinnb. *Cocc. Coff.* con. cop. corv-cor. croc. *Crot-c.* culx. *Cupr.* cupr-f. cur. *Cycl.* cystein-l. *Dig.* diosm. dros. *Elaps* fago. ferr. ferr-ar. ferr-f. ferr-lac. ferr-n. *Ferr-p.* ferr-sil. *Fl-ac.* fl-pur. **GELS.** glon. *Graph.* hafn-met. haliae-lc. heli-n. *Hell. Hep.* hydr. hydr-ac. hydrog. hyos. ign. iod. ip. irid-met. iris **KALI-AR.** *Kali-c.* kali-fcy. *Kali-i. Kali-n.* kali-p. kali-s. ketogl-ac. **LAC-C.** *Lach.* lanth-met. lat-m. led. *Lil-t.* lith-c. lith-f. lith-i. lith-m. lith-met. lith-s. lob. *Lyc.* mag-n. mag-p. mag-s. mag-sil. **MANC.** mang-i. mang-m. mang-met. mang-n. mang-p. mang-s. med. *Merc.* merc-d. merc-i-f. miml-g. moly-met. *Mosch.* mygal. naja nat-ar. nat-br. nat-c. nat-caust. nat-f. nat-lac. *Nat-m.* nat-met. nat-p. nat-sil. **NIT-AC.** nitro. nux-m. **NUX-V.** oci-sa. *Op.* osm-met. ox-ac. oxyg. petr. *Ph-ac.* phase. **PHOS.** phyt. **PLAT.** plb. plb-m. plb-p. pneu. podo. polon-met. pot-e. *Psor. Puls.* raph. rhen-met. rheum *Rhus-t.* rob. *Ruta* sabad. *Sec.* sep. sil. sium *Spong.* squil. stann. staph. still. stram. sulph. symph. syph. tab. tant-met. tarax. tarent. thal-met. trach. tril-p. tung-met. vario. *Verat.* verat-v. vinc. visc. xan. zinc. zinc-i. zinc-m. zinc-n. zinc-p.

Sie sehen, wie viele Mittel in dieser Rubrik enthalten sind. Wie differenzieren Sie? Wir haben 165 Arzneimittel mit Furcht vor dem Tod. Welches nehmen wir? Wir werden versuchen, zu differenzieren.

Aconit ist unterstrichen, es wurde in den vierten Grad erhoben. Genauso wie *Arsenicum album*. Wir haben auch *Calcium carbonicum*, *Cimicifuga*, *Gelsemium*, *Kalium arsenicosum*, *Lac caninum*, *Mancinella*, *Nitricum acidum*, *Nux vomica*, *Phosphorus*,

Platina dreiwertig da stehen. Das sind die Mittel mit der grössten Furcht vor dem Tod.

Nun, *Aconit* hat ein weiteres Element, das wir mit einbeziehen müssen. Das Element von Klaustrophobie. *Aconit* fühlt sich an geschlossenen Orten schnell klaustrophobisch. Zum Beispiel: Menschen, die *Aconit* brauchen, können Tunnel nur unter grossen Schwierigkeiten durchfahren. Kennen Sie den Tunnel, in dem der Unfall stattfand, hier in der Schweiz[2]?

Klaustrophobie mit Panikzuständen in engen Räumen, Tunnel, Menschenmenge etc.

Ein *Aconit*-Fall, der durch so einen Tunnel muss, wird Herzklopfen haben. Vor allem, wenn er selbst am Steuer sitzen muss, wird er schon vor der Einfahrt in einen Panikzustand geraten. Ich bezweifle, ob ein echter *Aconit*-Fall diesen Tunnel durchfahren könnte. Ich habe gehört, er sei 17 km lang. Für einen *Aconit*-Menschen ist das zu lang.

Klaustrophobie kann sich auch einstellen in einer Menschenmenge, in einem Zug, im Flugzeug oder in einem Bus. Wenn das Wetter trüb oder bewölkt ist, verschlimmert sich die Klaustrophobie und kann schliesslich in einen Panikzustand münden. Charakteristisch für dieses Mittel ist speziell die Furcht in einer Menschenmenge.

---

[2]Anmerkung zum Unfall im Gotthardtunnel am Schluss des Kapitels, Seite 60

Aconitum-Patienten würden nicht an Demonstrationen teilnehmen, die sie zwingen würden, sich in die unmittelbare Nähe von grossen Menschenmengen zu begeben.

Im Theater oder im Kino kann es sein, dass sie einen Platz weiter hinten wählen, damit sie im Notfall leichter hinauskommen. Sie haben auch Furcht vor dem Ersticken, vor allem an warmen, geschlossenen Orten, und wenn sie in Staus feststecken. Dann kann sie Panik überkommen und sie zwingen, ihren Wagen oder auch die U-Bahn zu verlassen.

Welches andere Arzneimittel kann diese Tunnel auch nicht durchfahren? *(Teilnehmer: «Stramonium»)* *Stramonium*, sehr gut! *Stramonium* hat das auch, und es hat ein zusätzliches Symptom: Sobald es dunkel wird, setzt die Panik ein. Dunkelheit und ein geschlossener Ort - *Stramonium* wird verrückt.

Also, wenn *Aconit* im Fahrstuhl eingeschlossen wird, dreht er durch. Normalerweise würden wir warten, bis Hilfe kommt, wenn wir in einem Aufzug stecken blieben. Nun gut, es dauert in der Regel eine Zeit, 30 Minuten, eine Stunde, wir drücken den Knopf, es wird jemand kommen und helfen. *Aconit* aber bricht zusammen. «Ich bin jetzt eingeschlossen und muss nun sterben!» ist die Art von Panik, die dann entsteht.

Ein anderer Zustand, in dem *Aconit* hervorstechen würde: Eine junge Frau kommt und erzählt Ihnen ihre Beschwerden. Kopfschmerzen etc. und Furcht. «Furcht vor dem Tod?» – «Oh ja, absolut! Furcht zu sterben – das geht so weit, dass ich schon mein Testament gemacht habe.» Stellen Sie sich das mal vor, eine junge Frau! Sie hat ihr Testament gemacht. «Wenn ich sterben sollte, was geschieht dann mit meinem Geld etc.?»

Ihre Überzeugung, sterben zu müssen, ist soo gross! Der Zeitraum kann variieren, wie ich schon sagte, aber die Haupt-idee ist: bald! Vielleicht morgen, vielleicht in einer Woche. Die Erwartung von ein, zwei, drei Tagen sieht man nur in akuten Zuständen. Wenn ein Patient eine Akuterkrankung hat mit sehr hohem Fieber, starkem Herzklopfen, Röte des Gesichtes, und Sie gehen hin und er murmelt: «...oh, ach, ...vergessen Sie's, vergessen Sie's...», dann wird Ihnen klar, dass er etwas denkt, und Sie fragen nach.

Der Patient sagt: «Es hat keinen Zweck. Ich werde sterben.» Genau das ist die Vorstellung: Es hat keinen Zweck. «Sie kom-men zu spät. Es hat keinen Sinn. Ich werde sterben. Ich bin nicht mehr zu retten.»

Bei akuten Zuständen - auch wenn der Zustand recht ernst ist -, wenn ein, zwei oder drei andere Mittel keine Wirkung zeig-ten, der Zustand fortgeschritten und das Fieber weiterhin hoch ist und man dann dieses Symptom sieht: «Vergessen Sie's, ich werde sterben, ich weiss, dass ich sterben werde...», dann ist es eine *A c o n i t*-Situation.

Eine andere interessante Situation zeigt sich, wenn jemand das Folgende erzählt: «In der Stadt fahre ich sehr gut Auto. Aber sobald ich aus der Stadt rausfahre und auf die Bundesstrasse gelange und es plötzlich weit wird um mich herum...»

Sehen Sie den Unterschied? «Wenn es weit wird...», wenn Raum entsteht...

«Ich fahre, und plötzlich öffnet sich meine Umgebung, wird weit... Dann kommt auch die Angst, und die Panik **Angst in weiter** entwickelt sich.» Nun, diese Panikattacken von **Umgebung** *Aconit* entstehen von Zeit zu Zeit. Das ist kein Dauerzustand. Abgesehen davon können sie ein normales Leben führen. Aber in bestimmten Momenten, wenn sie einen Raum betreten und sich eingeschlossen fühlen, oder wenn sie in eine **Panikattacken** Situation geraten, in der sie ihr Leben bedroht **entstehen von Zeit** fühlen, dann kommt die Panik mit Plötzlichkeit, **zu Zeit. Sonst** kommt intensiv und überwältigt sie vollständig. **führen sie ein**

Das ist wie ein Sturm, der losbricht, ein Sturm, **normales Leben** der die Psyche überwältigt, die Menschen sind von panischem Schrecken ergriffen und haben entsetzliche Furcht.

Interessanterweise können die meisten Panikattacken zu bestimmten Stunden auftreten. Das heisst zum Bei- **Plötzlich intensive,** spiel während des Sonnenuntergangs. Sonnen- **überwältigende** untergang ist eine Zeit, in der die Anfälle auftreten **Panik** können.

Sie kennen vielleicht solche Fälle, in denen Verwandte oder Freunde sagen: «Nun komm' schon, reiss dich zusammen. Wovor hast du denn Angst? Es ist alles in Ordnung.»

Die *Aconit*-Patienten wissen das, aber sie können nichts daran ändern. Das Problem ist, dass diese Panikattacken nicht das sind, was wir «psychischen Zustand» nennen.

Sie sind vielmehr in chemischen Veränderungen im Gehirn begründet, die sich wiederholen. Wir wissen nicht genau, welches Enzym in den Gehirnzellen nun vermehrt oder vermindert ausgeschieden wird etc., aber die Tatsache bleibt bestehen, dass man diese Zustände nicht mit dem gesunden Menschenverstand überwinden kann.

Ich sage dies auch, weil wir sehr acht geben müssen, wenn wir Fälle auf psychologischer Grundlage beschreiben. Wir müssen darauf achten, nicht die Eigenschaften der Persönlichkeit des Patienten, nicht die Persönlichkeitsmerkmale des Menschen zu beschreiben. Wir müssen die Pathologie beschreiben! Es ist leicht, die Qualitäten der Persönlichkeit mit der Pathologie zu verwechseln. Jeder von uns hat eine eigene Persönlichkeit.

Keine zwei Menschen sind gleich. Jeder hat seine eigentümlichen Charakteristika. Nun hat man ein Mittel verordnet, und der Patient hatte einem Dinge über seinen Charakter mitgeteilt. Sie hatten gefragt: «Erzählen Sie mir etwas über Ihren Charakter.» Er hat bestimmte Sachen berichtet, und Sie ziehen die mit in Betracht, Sie denken, dass seine Persönlichkeitseigenschaften etwas sind, was mit behandelt werden muss! Das ist falsch. Man muss die Pathologie behandeln, die der Persönlichkeit aufgelagert ist.

Jemand ist von Geburt an offen und kommt leicht in Kontakt, ist gesellig, kann sich leicht ausdrücken etc. Ein anderer Mensch kommt nicht mit diesen Fähigkeiten auf die Welt. Er kann sich nicht mitteilen, er ist mehr innen als aussen und ein ernster Mensch.

Jemand anderes hat einen sehr schnellen Verstand und ist auch schnell in seinen Handlungen. Ganz im Gegensatz zu einem Menschen, der für alles mehr Zeit benötigt. Wenn Sie erwarten, dass solche Eigenschaften sich mit dem von Ihnen gegebenen Arzneimittel ändern, dann ist das ein grosser Fehler! Seien Sie vorsichtig. Denn was kann sonst passieren?

Als ich anfing, in den USA zu lehren, im Jahre 1974, musste ich feststellen, dass es hinsichtlich der Essenzen von Fällen zu Missverständnissen gekommen war. Jeder dortige Lehrer, der eigene Fälle zeigt, nahm die Persönlichkeitsmerkmale dieser Patienten und präsentierte sie als zum Mittel gehörig.

Schauen Sie: Ein Mensch, der *Aconit* benötigt, kann ein einfacher Bauer sein, ein Computer-Experte, ein Arzt, ein Wissenschaftler, selbst ein Regierungsvertreter – was auch immer. Diese Menschen werden sich auf unterschiedliche Weisen präsentieren und werden unterschiedliche Persönlich-keiten aufweisen.

Verwechseln Sie dies also nicht. Deshalb sagte ich, dass wir die Grundlagen lernen werden. Und die Grundlagen für *Aconit* sind die Intensität, die Furcht, die Voraussage des Todes: «Ich werde sterben.»

Wenn Sie sich von dieser Information entfernen, werden Sie Persönlichkeiten Ihrer Patienten mit dem Bild von *Aconit* vermischen. Und das ist sehr gefährlich, denn wenn Sie selbst lehren, werden Sie Informationen an die Schüler weitergeben, die nicht verlässlich sind.

Sie müssen sich auch bewusst sein, dass die Symptome, die nach der Verschreibung eines Arzneimittels verschwinden, zum Mittel gehören.

Es ist offensichtlich, dass *A c o n i t*-Zustände eine breite Vielfalt von Symptomen einschliessen können. Die Symptome reichen von relativ milden Tachycardien, Arrhythmien, Taubheitsgefühlen, Kribbeln usw. bis hin zu Ängsten, Phobien, gewaltiger Panik und, schlussendlich, Kälte, extremer Erschöpfung und Kollaps mit bläulicher Verfärbung und Kälte des ganzen Körpers.

Für Homöopathie-Schüler ist es wichtig zu verstehen, dass ein Fall, der *A c o n i t u m* benötigt, einzig und allein mit diesem Mittel auf beeindruckende Weise geheilt wird, kein anderes

Für akute und chronische Fälle
Arzneimittel kann es ersetzen, weder in einem akuten noch in einem chronischen Fall. Zögern Sie nicht, das Mittel zu verordnen, wenn die Symptome dem entsprechen, egal wie schwerwiegend die Pathologie zu sein scheint. Ich wiederhole es noch ein Mal: Die Informationen der alten Meister, dass *A c o n i t u m* nur in den Anfangsstadien von Akutzuständen indiziert sei, führen völlig in die Irre.

---

[2]Anmerkung zum Unfall im Gotthardtunnel: Am 24. Oktober 2001 ereignete sich im Gotthardtunnel ein schwerer Verkehrsunfall. Gegen 09.45 Uhr stiessen zwei Lastwagen frontal zusammen. Beim Aufprall geriet die Ladung eines mit Reifen und Kunststoffplanen geladenen Lastwagens in

Brand. Das Feuer breitete sich auf einer Länge von ca. 300 m aus. Über 100 Fahrzeuge, davon 15 Lastwagen, steckten im Tunnel fest. Durch die starke Hitze und den dichten Rauch wurden die Rettungsarbeiten erheblich erschwert. In diesem Feuerinferno mit Temperaturen von über 1000 Grad starben 11 Menschen.

Über mehrere Wochen wurde der Tunnel für jeglichen Verkehr gesperrt und erst im Frühjahr 2002 wurde er für den Schwerverkehr wieder freigegeben.

Der Gotthard-Strassentunnel ist mit 16.3 km der längste Strassentunnel Europas und eine der wichtigsten Nord-Süd-Verbindungen durch die Alpen. Täglich fahren rund 19 000 Fahrzeuge durch den Tunnel.

BARIUM CARBONICUM
Bariumcarbonat

GEISTES- UND GEMÜTSSYMPTOME:

- **UNREIFE und ZWERGWUCHS.**

- **MANGEL AN SELBSTVERTRAUEN.** Misstraut anderen, glaubt, dass sie über ihn lachen.

- **UNENTSCHLOSSENHEIT**, kann sich bei keinem ernsthaften Projekt entscheiden, was zu tun ist.

- **Geistige Schwäche.**

- **Gedächtnisschwäche, vergesslich,** unaufmerksam.

- Häufigste Verwendung bei **Kindern**, die körperlich und geistig zurückgeblieben sind, und auch bei **Alterssenilität.**

- Die Kinder sind scheu, **schüchtern**, verstecken sich hinter der Mutter.

- **Verzögerte Entwicklung**, für gewöhnlich steht der Mund offen.

KÖRPERLICHE SYMPTOME:

- **Kahlköpfigkeit** bei **Kindern** und **Erwachsenen**.

- Chronische **Hypertrophie der Tonsillen**, riesige Tonsillen.

- **Schwellungen** und **Verhärtungen** oder **beginnende Eiterung** von **Drüsen,** vor allem der Hals- und Leistendrüsen.

- Erkrankungen alter Männer.

ALLGEMEINE SYMPTOME:

- **Abneigung gegen Obst**.

- Körperliche Schwäche.

- Hypertrophie oder Verhärtung von Prostata und Hoden.

G.V.: *Barium carbonicum* kann sehr unsicher sein. Wenn ein *Barium carbonicum*-Fall ein konstitutioneller Fall ist, dann ist der Mensch charakterlich generell ein unsicherer Typ. Von einem bestimmten Punkt an, aufgrund irgendeiner Belastung, wird die Unsicherheit gross. Dann sagt der Mensch: «Ich kann meiner Arbeit nicht mehr nachgehen. Ich habe kein Selbstvertrauen mehr.» Also hört er auf zur Arbeit zu gehen. Ein Arzt zum Beispiel hört auf, Patienten zu behandeln.

In solchen Angstzuständen haben diese Menschen Furcht vor allem. Vor dem Alleinsein, vor der Dunkelheit, vor Geistern, vor dem Fliegen in einem Flugzeug, das Haus zu verlassen, vor dem Verrücktwerden, davor, allein zu Hause zu sein, vor der Zukunft etc. Sie können den Menschen, mit denen sie zusammenleben, das Leben fürchterlich schwer machen, aber aufgrund ihres «milden Charakters» fällt es anderen dennoch nicht schwer, sie zu tolerieren. Alle diese Ängste scheinen als solche grundlos zu sein. Sie sind eher die Nebenwirkung ihrer Unsicherheit und Unreife.

Mangelndes Selbstvertrauen steckt hinter den Ängsten

Wenn man die generelle Einstellung, die Haltung des Patienten nicht erfasst, die Unsicherheit und Unreife, die hinter all diesen Ängsten und Befürchtungen steckt, dann neigt man aufgrund dieser Ängste, Furcht eine Brücke zu überqueren, Furcht vor dem Lärm auf der Strasse, Furcht vor Fremden, Furcht beim Gehen, ... leicht dazu, *Calcium carbonicum* zu verordnen.

Aber die Ängste von *Calcium carbonicum* sind wirklich stark und störend, wohingegen die Ängste von *Barium carbonicum* nicht so tief zu gehen scheinen oder nicht so wesentlich sind.

Die Welt mit ihren Schwierigkeiten und die vielfältigen Anforderungen der Gesellschaft erschrecken diese *Barium*-Patienten zu Tode. Sie wollen nicht rausgehen und kämpfen. Sie fühlen sich wirklich wie **Ängste gehen nicht sehr tief** Kinder umgeben von Erwachsenen und wissen nicht, wie sie sich schützen oder verteidigen können. Aus diesem Zustand kann sich eine enorme Angstneurose entwickeln, vor allem, wenn solche Menschen von ihrer Familie oder der Gesellschaft gedrängt werden, tatkräftig in die Welt hinauszugehen.

Dieser Zustand kann begleitet werden von der Unfähigkeit, Nahrung bei sich zu behalten, oder sogar von der Unfähigkeit, feste Nahrung zu schlucken. Es kann **Angst, wenn sie das Haus verlassen** sich auch ständiges Weinen zeigen mit dem Verlangen, beschützt zu werden und daheim zu bleiben. Wenn sie das Haus verlassen und sich ins Freie begeben, bekommen sie sofort Angst.

Die Angst kann auch nachts im Bett entstehen, sie werden ruhelos und möchten sich abdecken. Die Angst kann sich um Geschäftliches drehen, um häusliche Angelegenheiten, um Familienangehörige oder Freunde, und tritt in der Regel plötzlich auf. Es ist eine negative Einstellung dem Leben gegenüber, ein Verleugnen der natürlichen Evolution, die Menschen normalerweise durchlaufen, und das alles ohne einen ernsthaften Grund.

Es ist bemerkenswert, dass sich im Leben solcher Menschen in der Regel keine adäquate Belastungssituation finden lässt, durch die ihre Pathologie begründet wäre. Alles scheint wie geschmiert und ohne Hindernisse zu laufen, und selbst der Patient wird dies bestätigen. Und dennoch steigt diese enorme Angst in ihm auf.

Wenn man den Fall eingehend erforscht, dann findet man heraus, dass der Grund für die Angst nicht in einem einzelnen, hervorgehobenen, schmerzlichen Ereignis zu suchen ist. Es ist vielmehr ein andauerndes Gefühl der Unzulänglichkeit, welches die gesamte Existenz des Patienten durchzieht, um dann plötzlich, durch minimalen Stress, in eine störende Pathologie zu münden. Im Wesen unserer Arzneien ist begründet, dass unterschiedliche Arten von Stress/Belastung unterschiedliche Symptomatiken hervorbringen.

Aconit zum Beispiel reagiert sehr empfindlich auf einen plötzlichen, momentan lebensbedrohlichen Schreck.

Natrium muriaticum hingegen zeigt zwar keine Reaktionen auf solch einen Schock, dafür aber bei Belastung durch eine Enttäuschung in Liebesdingen, vor allen Dingen, wenn er möglicherweise der Lächerlichkeit preisgegeben wurde.

Barium carbonicum oder *Aconit* bleiben von derartigen Belastungssituationen unberührt.

Finanzieller Ruin oder geschäftliche Belastungen wirken sich auf *Aurum*, *Bryonia* oder *Psorinum* tiefgreifend aus, wohingegen *Ignatia* oder *Natrium muriaticum* davon nicht beeinflusst werden.

Eine Belastungssituation bei einem *Arsenicum*-Patienten führt zu Angst um die Gesundheit, Furcht vor Krebs und enormer Furcht vor dem Tod.

Die gleiche Situation würde bei einem *Hyoscyamus*-Patienten zur Folge haben, dass er seine Gefühle abschneidet und sich emotional tot fühlt. Das sind nur einige wenige Beispiele, um diesen Punkt zu verdeutlichen.

Wenn Sie das Mittel geben, dann wird diese Extrapathologie aufgehoben werden, und der Mensch kehrt bezüglich Scheu und Schüchternheit zu seinem vorherigen Zustand zurück.

Ein konstitutioneller *Barium carbonicum*-Mensch wird niemals ein Mensch mit grossem Selbstvertrauen sein, der einfach mal vor 400 Leuten eine Rede hält. Vergessen Sie's. Aber dennoch ist er nicht krank. Er wird erst in dem Moment krank, in dem diese seine Eigenschaften, seine Scheu und seine Schüchternheit, sein Mangel an Selbstwertgefühl zu gross werden und seine Arbeit und seine kreativen Fähigkeiten behindert werden.

ARGENTUM NITRICUM

Silbernitrat

GEISTES- UND GEMÜTSSYMPTOME:

- **Extreme Angst um die Gesundheit**, Furcht vor dem Tod, Hypochondrie.

- **IMPULSIVITÄT**. Der Verstand ist gefangen in fixen Ideen und kann nicht verhindern, dass diese Ideen immer wieder aufkommen.

- **FURCHT an hochgelegenen Orten, in Menschenmengen, beim Überqueren von Brücken, an engen/geschlossenen Orten etc**.

- Erwartungsangst führt zu Diarrhoe, häufigem Urinieren.

- Extrovertiert, bringt die Gefühle zum Ausdruck.

KÖRPERLICHE SYMPTOME:

- Akute granuläre Konjunktivitis an einer Stelle, scharlachrot, wie rohes Rindfleisch.

- Empfindung eines Splitters im Hals beim Schlucken.

- **LAUTES AUFSTOSSEN UND FLATULENZEN WIE EIN MASCHINENGEWEHR.**

- Die meisten Magenbeschwerden werden von massiver Auftreibung begleitet.

- Diarrhoe nach Essen von Bonbons oder Zucker.

ALLGEMEINE SYMPTOME:

- Verlangen nach Süssigkeiten, Zucker, Salz.

- Frostig, wenn unbedeckt, jedoch erstickendes Gefühl, wenn gut eingehüllt.

- Hitze verschlechtert.

- **VERSCHLECHTERUNG DURCH SÜSSIGKEITEN.**

MODALITÄTEN:

- Verschlimmerung:
  Hitze, **Süssigkeiten**, ungewöhnliche geistige Anstrengung.

G.V.: Wenn man hier die Materia Medica durchliest und nur auf die Worte achtet, dann gibt es keinen grossen Unterschied zwischen *Aconit* und *Argentum nitricum*.

Extreme Angst um die Gesundheit, Furcht vor dem Tod, Hypochondrie. Impulsivität. Furcht vor hochgelegenen Orten, in Menschenmengen, wie bei *Aconit*, Furcht vor dem Überqueren von Brücken, an engen/geschlossenen Orten etc.

Aber *Argentum nitricum*-Fälle unterscheiden sich in ihren Panikattacken völlig von *Aconit*. Sie sind nun interessiert daran zu wissen, wie man zwischen *Aconit* und *Argentum nitricum* differenziert. Was sind die Unterschiede?

Die Angst- und Panikattacken unterscheiden sich völlig voneinander. Warum? Weil *Argentum nitricum*, wenn er einmal einen Angstzustand entwickelt hat, fast ständig in diesem Zustand **Leben in ständigen** bleibt. Angst mit Furcht. Furcht vor dem **Angstzuständen** Sterben, und eine Furcht vor Krebs, mit Furcht vor einer Herz- oder einer anderen Erkrankung, egal welcher Art. Aber der Charakter eines *Argentum nitricum*-Menschen unterscheidet sich völlig von *Aconit*.

Argentum nitricum-Menschen sind sehr kommunikativ, **Offene, emotionale** beschreiben ihre Gefühle und verleihen ihren **Menschen. Müssen** Ängsten sehr leicht Ausdruck. Sie sind nicht **über ihre Ängste** schüchtern, sie fühlen sich nicht einge- **sprechen** schränkt. Und wenn die Gefühle aufsteigen, dann müssen sie ausgedrückt werden. Diese Menschen sind auf eine bestimmte Art geradeheraus und einfach.

Es ist ihnen scheinbar unmöglich, ihre Gefühle längere Zeit zu verbergen.

Was sehen wir also in einem Panikzustand? Nehmen wir die Pathologie, das allgemeine Bild von *Argentum nitricum*.

Argentum nitricum ist impulsiv, muss sich ausdrücken. Was wird passieren? In dem Moment, in dem die Angst auftaucht, muss er sie mitteilen und einen anderen Menschen bitten, ihn zu beruhigen. Die Art und Weise, wie er seine Empfindungen mitteilen muss, ist schier unglaublich oder zum Teil sogar fast nicht mehr gesellschaftsfähig. Ich gebe Ihnen mal ein Beispiel.

Ich erinnere mich an den Fall einer Frau, die befürchtete, Brustkrebs zu haben. Sie erzählte: «Ich muss jemanden fragen, egal wen. Wenn ich erst einmal in diesem Zustand von Angst vor Brustkrebs bin, dann brauche ich die Vergewisserung.» Weiter sagt sie: «Eines Tages traf ich auf der Strasse den Milchmann.» Sie entblösste ihre Brust und fragte den Milchmann, ob er dort irgendeine Krebsentwicklung tasten könne. *(intensives Gelächter im Publikum)*

Jetzt stellen Sie sich mal vor, auf der Strasse kommt Ihnen eine Frau entgegen und spricht Sie an: «Bitte, könnten Sie mich mal untersuchen?» Es ist ihr egal, was um sie herum geschieht, ob andere Leute sie anstarren oder nicht, es ist ihr egal, ob andere sich wundern, was da gerade passiert. Ihrem Impuls kann sie nicht widerstehen, sie ist so impulsiv.

Sobald eine Patientin so etwas erzählt, sobald Sie ein Gefühl für diese Unmittelbarkeit bekommen, dafür, wie sie ihre Furcht sofort ausdrücken muss, «Ich muss das tun!», dann kommt Ihnen *Argentum nitricum* in den Sinn.

Argentum nitricum ist eines der hypochondrischsten Arzneimittel. Was ist Hypochondrie? Die ganze Zeit zu denken: «Ich werde Krebs bekommen, ich werde sterben, ich werde einen Herzinfarkt bekommen, ich kriege einen Schlaganfall, ...» oder Ähnliches.

Bei *Argentum nitricum* kann die Angst um die Gesundheit ein noch nie da gewesenes Ausmass erreichen. Wenn diese

Angst um die Gesundheit Menschen alleine sind, werden sie leicht Opfer von Panikzuständen, während derer sie am ganzen Körper zittern, murmeln, stottern. Sogar Konvulsionen können vorkommen. Manchmal wird die ganze Krise begleitet von häufigem Stuhlgang oder Durchfall. Eine unbeschreibliche Furcht überwältigt das Individuum und lässt es völlig irrational werden.

In diesem Stadium haben sie manchmal das Gefühl, von einer bösen Macht beeinflusst zu werden. Die Patienten sind leichtgläubig und glauben jedermanns Ansichten bezüglich ihres Gesundheitszustandes. Sie entwickeln Herzklopfen und sind sicher, dass ein Herzinfarkt unmittelbar bevorsteht.

Der *Argentum nitricum*-Mensch fühlt die Palpitationen, friert fast ein vor Schreck und denkt: «Mein Gott! Was ist das?»

Wegen seiner Vorstellungskraft scheint er seine Symptome dramatisch zu übertreiben. Obwohl er in seinem normalen Leben zum Beispiel ein praktischer Geschäftsmann ist, kann er seinen

Verstand in seinen neurotischen Zuständen nicht einsetzen. Er wird von ihnen einfach überwältigt.

Sie sitzen also in Ihrer Praxis, ein Patient kommt und sagt *(in moderater Tonlage)*: «Ich fürchte mich vor dem Tod.»

Wenn jemand so anfängt, was ist dann Ihre Aufgabe? Zu differenzieren.

«Ich habe Panikattacken, ich leide unter Panikzuständen.» Wenn Patienten so anfangen, dann ist es Ihre Aufgabe, die Tiefe und die Ausdrucksweise dieser Panikattacken zu verstehen. Wenn Sie nicht genügend Kenntnisse der Materia Medica besitzen, um zwischen dem einen und dem anderen Zustand zu unterscheiden, dann können Sie es vergessen, im Repertorium unter der Rubrik «Gemüt – Furcht – Tod, vor dem» nachzuschlagen.

Sie müssen wissen, welchen Typ Mensch Sie da vor sich haben. Und deshalb müssen Sie mit diesem Menschen kommunizieren, Sie müssen immer mehr Fragen stellen, Sie müssen ihn dazu bringen, aus dem Herzen zu sprechen. Das Problem unserer heutigen Gesellschaft ist, dass selbst ein akuter *Argentum nitricum*-Fall innerlich noch ausreichend beherrscht ist, um nicht so ein klares Bild zu präsentieren wie bei dem Fall der Frau, den ich Ihnen eben erzählte. Also wird das Bild, das Sie in unserer westlichen Welt bekommen, ein verhaltenes Bild sein.

Gibt es einen Lehrer, der *Aconit*-Panikattacken so darstellt wie ich zuvor? Nun, sehen Sie, ich bin Grieche und kann das machen. Aber wenn ein Schweizer lehrt... – das können Sie vergessen, dass der sich diese Mühe macht, den Zustand zu imitieren! *(Gelächter)*

Sie hier sind zurückhaltender. Aber mit Worten allein kann man das, was vom Herzen kommt, nicht vermitteln. Schauen Sie: Um zu verstehen, brauchen wir die Reaktion des Organismus, die aus dem Herzen heraus kommt. Sie sehen, der Verstand kontrolliert alles.

Wir können hier sitzen und etwas darstellen *(demonstriert einen Patienten, der auf ganz kontrollierte Weise dasitzt und spricht)*: «Nun, wissen Sie, ich habe Panikattacken...» – «Welche Art von Panikattacken haben Sie?» – «Nun, wissen Sie...»

Es gibt Arzneimittel, die verschlossen bleiben, egal wieviel wir nachforschen. Wenn Sie sehen, wie diese Menschen sich zurückhalten, wie die ganze Furcht verinnerlicht ist, ohne dass der Organismus die Kraft hat, dem Ausdruck zu verleihen, dann gibt es andere Arzneimittel, die in Frage kommen können und die wir noch besprechen werden.

Aber *Argentum nitricum* ist leidenschaftlich. Wir sagen «impulsiv». Impulsivität. Aber wir sind uns nicht bewusst, dass auch während der Furcht Impulse vorhanden sind. Auch die Panik wird mit dieser Art von Impulsivität ausgedrückt. Und das macht den Unterschied zwischen dem einen und dem anderen Mittel aus.

Eines der frühesten Symptome der Geistes- und Gemütspathologie von *Argentum nitricum* ist die Gedächtnisschwäche. Der Patient bringt nicht mehr seine vorherige Leistung bei der Arbeit. Zu diesem Zeitpunkt ist sich der Patient der Schwächung seiner Fähigkeiten und des Versagens seines Gedächtnisses wohl bewusst. Er fühlt sich inkompetent und ineffizient, vor allem, wenn er mit irgendeiner Art von intellektueller Herausforderung konfrontiert ist.

Dieser Patient gehört zu jener Sorte Menschen, die vor einem öffentlichen Auftritt, z.B. einer Rede, sehr ängstlich werden, auch wenn sie mit der Thematik bestens vertraut sind. Vor lauter Erwartungsspannung vor dem Ereignis können sie im Abdomen ein Rumoren entwickeln, auch Flatulenzen, Erbrechen und sogar Diarrhoe. **Angst vor öffentlichen Auftritten, Erwartungsspannung**

In dem Masse, wie der Mensch seine Unzulänglichkeit bemerkt, fängt er an, sich sehr in Eile zu fühlen. Die Zeit reicht ihm nicht, um die Dinge zu bewerkstelligen, die er tun möchte. Er wird ungeduldig und kann es kaum erwarten, einen Termin zu bekommen. Er hat grosse Angst, unpünktlich zu einem Rendezvous zu kommen, und verlässt das Haus für Verabredungen viel zu früh.

Die Erwartungsspannung vor jeglicher Verabredung oder Verpflichtung löst Angst aus, Schweiss und manchmal Durchfall. Von daher ist *Argentum nitricum* eines der Hauptmittel für Beschwerden, die durch Erwartungsspannung vor einem Termin oder einer Verpflichtung entstehen. Selbst eine unbedeutende Verabredung kann ähnliche Reaktionen hervorbringen. **Klaustrophobie, Panikattacken in geschlossenen Räumen**

Argentum nitricum ist auch klaustrophobisch, hat Furcht vor geschlossenen Orten mit Panikattacken. Ich gebe Ihnen einfach mal einige Beispiele von Fällen, an die ich mich erinnere.

(lacht) Ich hatte einen Kollegen, ein Arzt am Athener Zentrum. Ich verordnete ihm verschiedene Arzneimittel und hatte nicht begriffen, dass er eigentlich Panikattacken hatte. Er hatte mir nicht erzählt, dass er an geschlossenen Orten in Panik gerät.

Einmal mussten wir jemanden im Krankenhaus besuchen. Die Station war im siebenten Stock. Ich gehe zum Aufzug, drücke auf den Knopf und warte.

Er sagt: «Ach, das macht nichts, ich nehme die Treppe.»

Ich sage: «Was? Bis in den siebenten Stock?»

Er sagt: «Ja, ja, es macht mir nichts aus, die Treppe zu benutzen.»

Ich sage: «Warte mal einen Moment!»

Er sagt: «Ach, ist schon gut.»

Ich frage: «Was ist los? Kannst du nicht in den Aufzug steigen?»

Er antwortet: «Nein, das kriege ich nicht hin, vergiss es.»

«Warum?»

«Weil ich immer denke, ich sterbe, wenn ich diese Dinger besteige.»

Ich sagte: «O.k., ich begleite dich.»

Wir sind die sieben Stockwerke zu Fuss hinaufgegangen, und auch wieder hinunter.

Und ich sagte: «Lieber Freund, je eher du *Argentum nitricum* nimmst, desto besser.»

Dies kam natürlich mit einigen anderen Symptomen zusammen, die mir bekannt waren. Aber zuvor hatte ich falsche Verordnungen gemacht, weil solche Dinge sich eben nicht so einfach aussprechen lassen, wie ich eben erklärte. Er nannte mir stattdessen andere Symptome:

«Mein Magen, mein dies, mein das...», und so verordnete ich verschiedene Arzneimittel. Aber die inneren Themen, die wir brauchen, um verschreiben zu können, sind manchmal verborgen, oder sie werden nicht auf diese Art und Weise ausgedrückt. Manchmal muss man sie wahrnehmen, man muss sie sehen.

Argentum nitricum wird übermässig ängstlich oder erschrickt, wenn er allein ist, und sucht sich folglich Gesellschaft. *Argentum nitricum* ist eines unserer Hauptmittel für Furcht vor dem Alleinsein und Verlangen nach Gesellschaft zusammen mit *Arsenicum, Lycopodium, Phosphor.* Furcht vor dem Tod beim Alleinsein nachts ist charakteristisch. In dem Masse, wie diese Tendenzen anhalten, kann der Patient in einen Zustand geraten, in dem er in eine schwere Angstneurose mit irrationalem Verhalten geht.

Furcht vor dem Alleinsein, verlangt Gesellschaft

Wenn er nachts alleine ist, dann ist *Argentum nitricum* besonders ängstlich, hat Furcht in Ohnmacht zu fallen und befürchtet, irgendeine Katastrophe könne ihn heimsuchen oder dass der Tod nahe ist. Diese Furcht steigert sich nach und nach, bis sie enorme Ausmasse annimmt, das Individuum überwältigt und absolute Panik hervorruft. Zu diesem Zeitpunkt landet der Patient für gewöhnlich in der Notaufnahme eines Krankenhauses.

Seine Ängste um seine Gesundheit sind nicht immer klar definiert, aber meistens drehen sich die Befürchtungen um eine Herzerkrankung, einen Schlaganfall oder um Krebs. Wenn die Krise ihren Höhepunkt erreicht hat und den Menschen gerade wirklich beutelt, dann wird er Rat suchen, egal bei wem, und die Ratschläge auch ernsthaft in Erwägung ziehen. Er wird Ärzte anrufen, Hellseher, Verwandte oder Freunde, einen nach dem anderen, und um Rat fragen.

In manchen Fällen möchten die Patienten aufgrund dieser Ängste das Haus nicht mehr alleine verlassen und haben es lieber, ständig jemanden bei sich zu haben. Sie befürchten, es könne ihnen etwas zustossen, während sie da draussen ohne Begleitung unterwegs sind, und dann wäre niemand da, um zu helfen.

Argentum nitricum ist, wie wir wissen, ein impulsiver Mensch, der das Bedürfnis verspürt, gefährliche Dinge zu probieren. Wenn es also etwas gibt, das gefährlich ist, dann muss sich

Impulsiver Mensch, Bedürfnis, Gefährliche Dinge zu probieren

Argentum nitricum dem nähern, es berühren und testen. Die meisten von Ihnen werden von diesem Fall schon mal gehört haben. Es geht um einen meiner Freunde. Wir waren zusammen zum Angeln rausgefahren. Wir fingen einen Fisch, der sehr giftige Stacheln hat.

Ich legte den Fisch ins Boot und sagte: «Fass den Fisch nicht an, der ist sehr giftig. Wir müssten sonst sofort umkehren, wenn du ihn berührst.» Ich angelte weiter. In einem bestimmten Moment drehte ich mich um und sah, wie er gerade in den Korb hinein-langte und versuchte, den Fisch zu berühren.

«Um Gottes willen, fass den Fisch nicht an!» sagte ich.

«O.k., o.k.» erwiderte er. Ich angelte weiter. Als ich mich wieder umdrehte, hing er schon wieder über dem Korb und versuchte, den Fisch zu berühren! *(Gelächter der Teilnehmer)*

Ich dachte: «Oh, mein Gott!» Ich hatte ihm *P h o s p h o r u s* verschrieben, weil er solch ein offener Mensch war. Normalerweise verwechselt man diese Fälle mit *P h o s p h o r u s*. Dann wurde mir klar: Das ist etwas, was mit dem Verstand nicht zu kontrollieren ist. Die Gefahr, er musste diese Gefahr berühren, er musste mit der Gefahr eins werden.

Und wenn man dieses Bild mit dem Thema von *A r g e n t u m n i t r i c u m* verbindet, wie er von einem hochgelegenen Ort hinun-terschaut und sich denkt: «Was für eine schreckliche Sache es doch wäre, jetzt zu springen...», dann zeigt das, wie die Gedanken mit den Impulsen verbunden sind. Die Gedanken sind: «Oh, wie schrecklich das wäre...!»

Und in seiner Vorstellung ist er gesprungen und hat sich dort unten zerschmettert am Boden liegen gesehen. Dann kommt *A r g e n t u m n i t r i c u m* wieder zur Besinnung und denkt: «Mein Gott, was tue ich da eigentlich?» Das ist der *A r g e n t u m n i t r i c u m*-Typus.

Das ist typisch, und wenn Ihnen jemand solche Symptome erzählt, dann sagen Sie nur «Vielen Dank! Das ist sehr schön, sehr interessant!»

Ich gebe Ihnen noch ein Beispiel, denn lernen können wir nur anhand von Beispielen. Können Sie sich vorstellen, wie ein *Argentum nitricum*-Mensch eine Strasse überquert? Die Strasse ist gerade leer, er könnte sie jetzt leicht überqueren. In der Ferne sieht man, wie sich aus beiden Richtungen Fahrzeuge nähern.

Argentum nitricum wartet, bis die Autos relativ nahe herangekommen sind, und dann fängt er an, die Strasse zu überqueren. Und in seiner Vorstellung sieht er jede Menge Bilder, wie das Auto ihn überfährt und umbringt. Dies ist Pathologie. Dies ist es, was wir heilen wollen, nicht seinen Charakter. Denn alle diese Leute, die ich Ihnen beschrieben habe, haben unterschiedliche Charaktere, unterschiedliche Charakteristika. Aber die Pathologie ist ähnlich.

Wenn wir einen *Argentum nitricum*-Fall mit wenigen Worten beschreiben wollten, dann könnten wir sagen, es handle sich um einen überemotionalen, impulsiven Menschen mit nachlassenden geistigen Fähigkeiten, wodurch eine Vielzahl von Impulsen und Befürchtungen aufsteigen können. Wir haben es mit einem Individuum zu tun, dessen Koordinations- und Ausgleichskraft auf allen Ebenen gestört ist.

ARSENICUM ALBUM

Weisses Arsenik

GEISTES- UND GEMÜTSSYMPTOME:

- **UNSICHERHEIT,** hauptsächlich bezüglich seiner **GESUNDHEIT**, mit grosser Angst.
- **FURCHT VOR DEM TOD, FURCHT ALLEINE ZU SEIN.**
- **ANGST, RUHELOSIGKEIT** und **Erschöpfung** ist die Haupttrias.
- **HEIKEL/PINGELIG**, will alles ordentlich und sehr sauber haben.
- Selbstsüchtig. Kritisch gegenüber anderen und sich selbst.

KÖRPERLICHE SYMPTOME:

- Diarrhoe nach Lebensmittelvergiftung, grosse Erschöpfung nach Stuhlgang. Durchfall mit Erbrechen.
- Asthmatische Atmung, schlimmer beim Liegen, der Patient ist unfähig, sich hinzulegen, aus Furcht zu ersticken.
- **JUCKREIZ, MUSS KRATZEN, BIS ES BLUTET.**

ALLGEMEINE SYMPTOME:

- **Brennende Schmerzen**, die betroffenen Teile brennen wie Feuer, als ob heisse Kohlen aufgelegt würden.
- **KÄLTEEMPFINDLICHKEIT**, möchte sich mit vielen Decken zudecken, jedoch nicht den **Kopf** – der soll **frische Luft** haben.
- **Kann den Geruch oder den Anblick von Essen nicht ertragen.**
- Grosser Durst auf kaltes Wasser, trinkt **häufig kleine Mengen.**

MODALITÄTEN:

- Besserung:
  Allgemein durch **Hitze**, ausser die Kopfschmerzen, welche vorübergehend durch kaltes Baden besser werden, **heisse Getränke, heisse Anwendungen**, Sonne und warme Kleidung.

- Verschlimmerung:
  nach Mitternacht, von 01.00 bis 02.00 Uhr.

G.V.: Hier lesen wir von Furcht vor dem Tod, Furcht vor dem Alleinsein etc. *Arsenicum* hat unglaubliche Furcht. Der essentielle Prozess, der der *Arsenicum*-Pathologie zugrunde liegt, ist eine tiefsitzende Unsicherheit. Dieser Unsicherheit entspringen die meisten der Schlüssel-Manifestationen, die bei *Arsenicum* bekannt sind. Diese Unsicherheit ist kein Mangel an Selbstvertrauen in gesellschaftlicher oder beruflicher Hinsicht, sondern vielmehr ein fundamentales Gefühl von Verletzbarkeit und Schutzlosigkeit bezüglich der Themen Krankheit und Tod. Schon in den frühesten Stadien wird die *Arsenicum*-Persönlichkeit von dieser Unsicherheit dominiert.

Aber sie wird nicht so leicht in Worte gefasst. Und sie wird niemandem gegenüber geäussert. Wissen Sie, diese Menschen sind innerlich wirklich gut organisiert. Sie mögen auch im Äusseren eine gute Organisation. Sie lieben äussere Ordnung und Perfektion.

Die Angst, die sich im Inneren entwickelt und sich zu unglaublichen Panikzuständen steigern kann, entspringt dem Gefühl «meine Krankheit ist unheilbar».

Hier haben wir den Differenzierungspunkt: «Es gibt für meine Krankheit keine Lösung.» Wenn jemand zum Beispiel Diarrhoe hat, chronische Diarrhoe, dann wartet er bei jedem Stuhldrang ab, ob er wieder Durchfall hat. Er sagt sich: «Oh, schon wieder Durchfall! Oh, oh, oh...schon wieder.»

Furcht unheilbar krank zu sein

Man muss die gesamte Zusammensetzung von *Arsenicum* betrachten um zu verstehen, was ich jetzt sagen werde. *Arsenicum*-Menschen glauben an die guten Dinge im Leben. Sie lieben ein perfektes Haus. Ihre Häuser sind wunderschön, wie auch ihre Kleidung.

Wir sehen hier Menschen, die zwanghaft heikel sind, besessen von ihrem Bedürfnis nach Ordnung und Sauberkeit. Dies geht so weit, dass sie beim ständigen Saubermachen und Aufräumen unmässig viel Energie aufwenden. Eine *Arsenicum*-Hausfrau kann man dabei beobachten, wie sie ihren Gästen auf dem Fusse folgt und ihren makellos sauberen Fussboden sofort nach Eintritt der Gäste ins Haus wieder poliert, damit noch nicht einmal die kleinste Fussspur darauf sichtbar wird.

Ein *Arsenicum*-Besucher steht auf und rückt ein Bild gerade, welches geringfügig schief an der Wand hängt. Derselbe Mensch kann vielleicht nicht umhin, im Restaurant eine asymmetrisch liegende Tischdecke gerade auszurichten. Er wird geraume Zeit darauf verwenden, die Schleifen seiner Schuhbänder symmetrisch zu binden, da er sich sonst an der Asymmetrie stören würde. Diese Exzessivität ist charakteristisch für die Pingeligkeit von *Arsenicum*.

Seine Leidenschaft für Ordnung und Sauberkeit kann so weit gehen, dass sich in Fällen mit einer Störung vor allem auf der geistigen Ebene ein schwerwiegendes zwanghaftes Verhalten hinsichtlich Schmutz und Mikroben entwickelt. Diese Menschen waschen nicht nur wiederholt ihre Hände, sondern auch ihre Kleidung. Schon ein geringfügiger Kontakt mit einem anderen

Menschen kann ein intensives Gefühl von Unreinlichkeit hervor-rufen. Ihre Sorge vor Verschmutzung kann sogar so weit gehen, dass sie körperlichen Kontakt mit anderen insgesamt meiden.

Diese Individuen können auch infolge einer Ansteckung mit einer Krankheit unter einem ähnlichen Gefühl der Unreinlichkeit leiden, vor allem bei Hautausschlägen. Wenn sie von einem Arzt hören, dass sie eine Pilzinfektion haben, entwickeln sie sofort das Gefühl, innerlich (im Körper) schmutzig zu sein.

Das führt zu anfallsartigem, häufigem Baden. Aber egal, wie intensiv und oft sie sich auch waschen – nichts bringt dieses Gefühl zum Verschwinden. Schon der Anblick, erst recht der Kontakt mit Schmutz führt bei diesen Menschen ganz leicht zu Ekelgefühlen.

Diese Leidenschaft für Sauberkeit und Ordnung spiegelt sich auch in der persönlichen Erscheinung der *Arsenicum*-Menschen wieder. Selbst wenn sie einen Anzug schon viele Jahre besitzen, sieht er immer noch so fein und sauber aus, dass man denken könnte, er sei erst kürzlich gekauft worden. Sie kümmern sich mit grosser Sorgfalt und Genauigkeit um ihre Kleidung.

Nach ihrer Heimkehr legen sie zum Beispiel ihre Kleidung sorgfältig zusammen und hängen sie ordentlich auf, um sicher-zugehen, dass sie sie am nächsten Morgen in einwandfreiem Zustand vorfinden. Sie erfreuen sich an dieser Art von Sorgfalt und verwenden unmässig viel Zeit darauf.

Im Inneren des Kleiderschranks von *Arsenicum* eröffnet sich einem ein wunderschöner Anblick: Alles ist mit unglaublicher Präzision fein säuberlich auf Linie ausgerichtet. Solch kompromisslose Aufmerksamkeit für Details spiegelt sich in der gut erkennbaren, untadeligen, perfekten Erscheinung von *Arsenicum* wieder.

Materielle Dinge sind *Arsenicum*-Menschen sehr wichtig.

Materielles sehr wichtig Das geht soweit, dass Probleme in diesem Bereich bei ihnen zu Störungen führen. Was geschieht also? Ihr Organismus gerät auf die eine oder andere Weise in Unordnung. Durchfall, Magenbeschwerden, Herzklopfen oder auch einfache Dinge geschehen.

Sie fangen an, Furcht zu entwickeln, bis hin zu einem Ausmass, wo sie fühlen: «Dies ist das Ende. Ich bin so krank, dass ich unheilbar bin.»

Und dann gibt es einen starken Differenzierungspunkt: Sie wollen jemanden bei sich haben. Wohin sie auch gehen, immer ist eine Begleitperson dabei. Nicht einfach irgendjemand, sondern eine Person, der sie vertrauen. Eine Person, die in der Lage wäre, sie zur Notaufnahme zu bringen und für sie zu sorgen, falls sie beispielsweise einen Herzanfall erleiden sollten.

Natürlich ist *Arsenicum* in der Rubrik «Gemüt – Gesellschaft – Verlangen nach» ein hervorstechendes Arzneimittel.

Gemüt - Gesellschaft - Verlangen nach

acon. act-sp. aeth. agar. agri. *Aids.* all-s. androc. ant-t. *Apis* aq-mar. **ARG-N.**
ARS. ars-h. asaf. aur-m. aur-m-n. bell. **BISM.** bism-o. *Bism-sn.* bov. brom.
brucel. bry. bufo cadm-s. *Calc.* calc-ar. calc-p. *Camph.* carb-v. carc. caust.
cench. choc. cich. *Clem.* cloth. coloc. *Con.* cot. crot-c. crot-h. cyna. der. dros.
dys. *Elaps* eric-vg. fl-ac. gaert. galla-q-r. *Gels.* germ-met. granit-m. ham. hep.
hydrog. **HYOS.** *Ign.* irid-met. *Kali-ar.* kali-br. **KALI-C.** kali-m. *Kali-p.* kola **LAC-C.**
lac-del. lac-f. lac-h. lac-lup. lach. lepr. *Lil-t.* limest-b. lith-p. **LYC.** manc. merc.
Mez. Morg. morg-p. naja *Nat-c.* nat-ox. nat-p. nat-sil. neon nit-ac. *Nux-v.* oci-sa.
Pall. ph-ac. **PHOS.** pieri-b. pin-con. plac. plac-s. plb **PODO.** polys. *Puls.* querc-
r. rad-br. rad-met. ran-b. rat. sal-al. sal-fr. *Sep.* sil. sinus. skat. stann. *Stram.*
Stront-c. Stry. suis-em. suis-hep. sulph. symph. syph. tab. tarent. tax. thymol.
uva vanad. verat. verb. zinc. zinc-p.

In Wirklichkeit aber ist es mehr als ein reines Verlangen nach Gesellschaft. Es ist ein tatsächliches Bedürfnis, jemanden immer in seiner Nähe zu haben. *Arsenicum* umgibt sich mit Menschen wegen seiner Unsicherheit bezüglich der eigenen Gesundheit und seiner unerklärlichen Furcht, im Angesicht möglicher Gesundheitsgefahren allein gelassen zu werden.

Furcht allein zu sein, Verlangen nach Gesellschaft, braucht ständig jemanden an seiner Seite

Anders als bei *Phosphorus* hat dieses Bedürfnis nach Gesellschaft aber nicht unbedingt etwas mit einem Bedürfnis nach Interaktion mit anderen Menschen zu tun.

Arsenicum braucht Menschen in seiner Nähe, um notfalls Beruhigung und Unterstützung zu bekommen. Aus diesem Grunde werden *Arsenicum*-Patienten sehr besitzergreifend. Besitzergreifend bezüglich Gegenständen, Geld und vor allem im Hinblick auf Menschen, die ihnen nahe stehen, wie zum Beispiel die Ehefrau oder der Ehemann.

Arsenicum-Menschen entwickeln von sich aus keine «Geben und Nehmen»-Einstellung in Beziehungen. Sie sind viel eher selbstsüchtig und neigen dazu «Nehmer» zu sein. In Beziehungen unterstützen sie zwar den anderen Menschen, aber vor allem mit der Erwartung, im Gegenzug ebenfalls Unterstützung zu erhalten. In dieser Hinsicht ist *Arsenicum* ein egoistisches Arzneimittel.

Ich erinnere mich an einen Mann, der Eigentümer eines Ladens war, ein Geschäftsfreund. Seine Ehefrau musste ständig an seiner Seite sein. Seine Frau tat nichts anderes, als ihn zu begleiten. Egal wohin er ging, immer musste seine Frau mit. Können Sie das verstehen? Ein Leben in der ständigen Furcht, dass ihm etwas passieren und dann niemand helfen könnte.

Wir haben also Verlangen nach Gesellschaft, Besserung in Gesellschaft – aber es ist die Totalität des Menschen, die wir verstehen müssen. Dem Organismus dieses Menschen, der so ordentlich, so gut organisiert war, widerfährt etwas, und er erkennt, dass er das nicht in Ordnung bringen kann. Das ist es.

Angst nach Mitternacht 24.00-02.00 Uhr

Die Angst von *Arsenicum* führt zu grosser, innerer, qualvoller Angst. Aus dieser qualvollen Angst entsteht die bekannte Ruhelosigkeit. Die Angst ist nachts nach Mitternacht und morgens beim Erwachen am stärksten. *Arsenicum*-Menschen können zwischen 24.00 und 02.00 Uhr morgens voller Panik erwachen.

Sie erzählen vielleicht sogar, dass sie selbst während des Schlafes Angst verspüren. Die Ruhelosigkeit ist nicht nur ein körperlicher Prozess. Es ist vor allem eine geistige Ruhelosigkeit, ein Versuch, die tiefsitzende Angst zu verringern.

Die Ruhelosigkeit zwingt den *Arsenicum*-Menschen, auf und ab zu gehen, von Stuhl zu Stuhl zu wandern, von Bett zu Bett, aber die Bewegung und die Lageveränderungen bessern weder seine Symptome noch seine Angst. Im Gegenteil: Dieses ständige Umherbewegen erschöpft ihn total.

Je grösser das Leiden, desto grösser die Angst, umso grösser die Ruhelosigkeit und daraus resultierend die Erschöpfung. Auf ähnliche Weise kann die Angst, die schnell qualvoll werden kann, den Patienten von Mensch zu Mensch treiben, immer auf der Suche nach Beruhigung und Unterstützung. Im Anfangsstadium der Entwicklung der *Arseni-*

Qualvolle Angst mit Ruhelosigkeit, die zur Erschöpfung führt

cum-Pathologie kann die Ruhelosigkeit periodisch auftreten und im Verlauf von Wochen mal mehr, mal weniger vorhanden sein.

Die Ruhelosigkeit von *Arsenicum* lädt geradezu dazu ein, Vergleiche mit anderen ruhelosen Arzneimitteln anzustellen. Bei *Arsenicum* tritt die Ruhelosigkeit in Verbindung mit Angst und Verzweiflung auf. Die Verzweiflung zwingt ihn, von einem Ort zum anderen zu gehen, immer in der Hoffnung, Erleichterung zu finden.

Die Ruhelosigkeit ermüdet den Patienten und führt zu Erschöpfung. Die Ruhelosigkeit kann eine gewisse Periodizität aufweisen: Der Patient ist eine Weile unruhig, wandert umher, kann dann aber ruhen, bis der Drang sich zu bewegen sich wieder durchsetzt. Die Ruhelosigkeit ist natürlich nachts am intensivsten, vor allem nach Mitternacht.

Arsenicum findet durch die ruhelose Bewegung keine Erleichterung. Im Gegenteil: Die durch das Leiden ausgelöste Ruhelosigkeit verschlimmert sogar noch, da sie zu Erschöpfung führt.

Arsenicum-Menschen sind beispielsweise auch Frauen, die im Klimakterium sind, oder Mütter, deren Kinder demnächst heiraten oder bereits verheiratet sind...

Nehmen wir als Beispiel mal eine Frau, die ungefähr 52, 53 oder 54 Jahre alt ist. Beide Töchter haben geheiratet. In dieser Phase, in der die Frau glaubt, ihrer Familie nicht mehr nützlich zu sein, da die Kinder unabhängig geworden sind, beginnt die Angst.

Diese Angst ist überwältigend. Die Anfälle sind nicht so deutlich wie die Anfälle von *Aconit* oder *Argentum nitricum*.

Konstante Angst, mehr innerlich Die Angst ist in der Hauptsache konstanter, mehr innerlich, und führt zum Bedarf an Unterstützung durch jemanden, der ständig in der Nähe sein muss. Diese Punkte dienen der Differenzierung zu anderen Mitteln.

CALCIUM CARBONICUM
Austernschalenkalk, Kalziumkarbonat

GEISTES- UND GEMÜTSSYMPTOME:

- Viele unterschiedliche **ÄNGSTE**, z.B. Höhenangst.
- **FURCHT VERRÜCKT ZU WERDEN**, vor Dunkelheit, Geistern, Gewittern, Hunden, Ratten, Tod, Krankheit.
- **VERZWEIFLUNG AN DER GENESUNG**.

KÖRPERLICHE SYMPTOME:

- Schnell ausser Atem durch (Treppen-)Steigen.
- Schmerzen und Schwellung in der Brust vor der Menstruation.
- Fettleibigkeit, die zu Schlaffheit führt.
- Brüchige Nägel.

ALLGEMEINE SYMPTOME:

- **Empfindlich gegen Kälte**. Kälte der Hände und besonders der Füsse.
- **Schweiss** an Hinterkopf und Nacken im Schlaf.
- Verlangen nach Süssigkeiten und **gekochten Eiern**.

MODALITÄTEN:

- Verschlimmerung:
  Anstrengung, v.a. bei Kopfschmerzen.

G.V.: Die Panikattacken von *Calcium carbonicum* ähneln den Panikattacken von *Arsenicum*. Auf welche Weise? Sie ähneln sich in der Vorstellung: «Es gibt für mich keine Hoffnung.»

Verzweifelt an der Genesung: Die Angst um die Gesundheit kann eine grosse Intensität erreichen, auch wenn es keine Anzeichen einer körperlichen Erkrankung gibt.

In einer Arzneimittelprüfung wurde das besonders deutlich: «Glaubt todkrank zu sein, hypochondrisch, kann aber über nichts Bestimmtes klagen.»

Calcium carbonicum-Patienten können jede Art von Furcht haben: vor Herzerkrankung, Lebererkrankung oder Erkrankungen anderer innerer Organe usw. Aber die Furcht vor Krebs ist am hervorstechendsten. Sie sind sicher, Krebs zu haben, und dass dieser zu spät entdeckt wird.

Während sie völlig in ihrem Leiden versinken, schlussfolgern *Calcium carbonicum*-Patienten schnell, man könne in ihrem Fall nichts mehr tun, nichts könne sie retten. Sie werden **Furcht unheilbar** verzweifelt und glauben, niemand könne ihnen **krank zu sein** helfen. Sie verzweifeln an der Genesung. Diese enorme Verzweiflung überwältigt sie, man kann sie nicht beruhigen. Man sieht ihrem Gesichtsausdruck die Verzweiflung an, diese vollständige Hoffnungslosigkeit. Verzweiflung, dass sie nie wieder genesen könnten.

Diese Verzweiflung äussert er während der ersten Fallaufnahme vielleicht nicht, da der *Calcium carbonicum*-

Patient den Behandler möglicherweise als seine letzte Hoffnung ansieht und daher erst einmal abwartet, um zu sehen, was getan werden kann.

Wenn er aber nicht gleich *Calcium carbonicum* als erstes Mittel bekommt, wird der Patient beim zweiten Besuch seiner Verzweiflung Ausdruck geben. Versucht der Behandler dann, den Patienten zu beruhigen, ihn zu überzeugen, dass sein Zustand nicht so gravierend ist und dass aller Wahrscheinlichkeit nach etwas für ihn getan werden kann, stossen seine Worte auf taube Ohren.

Calcium carbonicum wiederholt, dass für ihn keine Hoffnung mehr bestehe und er sich über die Tatsache seiner Unheilbarkeit im Klaren sei.

Bei *Arsenicum* wie auch bei *Calcium* ist dies ein starkes Symptom. Aber *Calcium* hat viele Ängste. Es ist gut möglich, dass eine *Calcium carbonicum*-Patientin in die Praxis kommt und anfängt, zu weinen, und dann weint und weint und weint. Man sucht und fragt, aber sie erzählt einem nicht sofort, warum sie weint. Sie hat einfach das Gefühl, in ihr gehe etwas so Schwerwiegendes vor, dass niemand ihr helfen könne.

Solche Patienten kommen zu Ihnen, ohne sich dieser ihrer Vorstellung bewusst zu sein. Sie kommen und sagen: «Ich weiss nicht, warum ich weine, ich habe keinen Grund, ich weiss nicht, was mit mir los ist...» etc. Die Patienten weinen, und Sie sehen einen Menschen in Not. Sie versuchen herauszufinden, um welche Art Not es sich handelt.

Schliesslich entdecken Sie, dass die grösste Furcht ist,

Angst verrückt zu werden, den Verstand zu verlieren

verrückt zu werden. Die Patienten befürchten, vollständig verrückt zu werden, sie spüren, wie ihr Verstand zusammenbricht, niemand wird etwas dagegen tun können, und sie sehen sich in einer Irrenanstalt enden, wo ihnen gar niemand mehr helfen können wird.

Der Patient ist allgemein in einem Zustand, wo er das Gefühl hat, geistig wirklich zusammenzubrechen, und er glaubt nicht, dass er unter den gegenwärtigen Umständen weiter funktionieren kann. Sein Gedächtnis ist schwach, er vergisst wichtige Dinge. Seine Gedanken sind mit vielen Kleinigkeiten beschäftigt, während die grossen und wichtigen Themen ungelöst bleiben.

Er kann sich nicht konzentrieren, kann keine geschäftlichen Probleme lösen. Währenddessen geht der Stress weiter. Vielleicht hat er sein Geschäft schon verlassen, vielleicht auch nicht. Tatsache ist, dass die Ausgaben sich summieren und die Rechnungen bezahlt werden müssen. Verzweiflung überkommt ihn.

Normalerweise spricht der *Calcium carbonicum*-Patient nicht über dieses Gefühl, verrückt zu werden. Er hält es lange Zeit geheim, weil er befürchtet, andere könnten ihn wirklich für psychotisch halten und in eine Klinik einweisen lassen, wenn er es eingesteht. Tag und Nacht grübelt er über seinen Geisteszustand nach und kann nicht schlafen. Im Laufe der Zeit wird diese Furcht überwältigend, und je länger er den Stress erträgt, desto mehr Furcht entwickelt er. Schliesslich ist er im Geiste ständig mit dieser Furcht beschäftigt.

Können Sie sich das vorstellen? Treten Sie ein in die Psyche dieses Menschen, versuchen Sie sich einzufühlen. Ein Mensch, der das Gefühl hat «...mein Verstand kann jederzeit zusammenbrechen, und dann werde ich verrückt! Gleichzeitig gibt es keine Hoffnung. Es gibt nichts und niemanden, der mir helfen könnte.»

Er verzweifelt an der Genesung. Die Panikzustände von *Calcium carbonicum* resultieren aus diesen beiden Punkten. Sie haben das Gefühl, den Verstand zu verlieren und dass es dafür keine Hilfe gibt.

Sie sehen, dass ich Ihnen die Differenzierungspunkte zwischen Arzneimitteln gebe. Kein Mittel ist wie das andere, trotz der Tatsache, dass viele Panikattacken oder Furcht vor dem Tod haben. Wir kennen viele Arzneimittel mit Furcht vor dem Tod. Um korrekte Verordnungen treffen zu können, müssen Sie die grundlegenden Aspekte der einzelnen Mittel kennen und sich darüber klar werden, was in Ihrem Patienten vor sich geht.

Ich kann Ihnen sagen: Bei solchen Panikzuständen können Sie ein Mittel geben, und nach einigen Tagen kommt der Patient zurück und sagt: «Ich fühle mich besser.»

Dann geschieht dasselbe wieder, Sie geben ein anderes Mittel, und wieder geschieht dasselbe. Das kann sich eine ganze Weile so hinziehen. Mit der Schulmedizin gibt es für solche Panik- und Angst-Patienten keine Hoffnung, wenn sie nicht bereit sind, sich mit starken Medikamenten vollpumpen zu lassen.

So kommen sie also zu Ihnen und glauben, dass Sie ihnen helfen können. Sie kommen Monat für Monat wieder, aber die von Ihnen verordneten Mittel zeigen keine Wirkung. Wenn Sie als Behandler jedoch diese kleinen Differenzierungspunkte kennen und sich merken, dann werden sie es zu schätzen wissen. Um hier von jedem einzelnen Arzneimittel das vollständige Bild darzulegen, reicht die Zeit leider nicht.

Was ist ein weiteres Charakteristikum dieser Menschen? Nicht nur die Furcht, verrückt zu werden, sondern auch die

Furcht, sein Zustand könnte bemerkt werden

Furcht, dass die anderen das sehen, beobachten, mitbekommen könnten. Sie befürchten also, dass andere ihre geistige Verwirrung erkennen könnten. Sie fühlen sich von den Menschen in ihrer Umgebung misstrauisch beäugt und fürchten, durchschaut zu werden.

Kent beschreibt es so: «Er glaubt, Leute schauten ihn misstrauisch an. Er betrachtet sie auch misstrauisch und fragt sich, warum sie ihm gegenüber nichts äussern.»

Ähnlich wie zuvor wird der Patient mit diesen Informationen nicht von sich aus herausrücken. Wenn man aber eine Ahnung hat, dass der Fall auf *Calcium carbonicum* hinauslaufen könnte, und anfängt, in diesen Angelegenheiten nachzufragen, dann wird er sich mit einer gewissen Erleichterung offenbaren. Wenn Sie also diese Informationen zusammen mit der Furcht vor dem Verrücktwerden herausarbeiten können, dann ist das wunderschön und bestätigend. Natürlich hat *Calcium carbonicum* Furcht vor vielen Dingen. Vor Mäusen zum Beispiel, an hochgelegenen Orten, vor der Dunkelheit.

Es gibt auch eine Angst oder qualvolle Angst, die durch das Hören von grausamen Geschichten noch gesteigert wird. Sie haben vor allem Möglichen Angst. Aber das sind häufig vorkommende Ängste und keine Differenzierungspunkte für das Mittel, denn mindestens 30 Arzneimittel haben Furcht vor der Dunkelheit.

Furcht vor vielen Dingen

Gemüt - Furcht - Dunkelheit, vor der

Acon. aeth. am-m. arg-n. ars. bapt. bell. brom. calad. *Calc.* calc-act. calc-ar. calc-p. calc-s. *Camph.* **CANN-I.** *Cann-s. Carb-an. Carb-v.* carc. *Caust.* chin. chinin-s. *Cupr.* gal-ac. gels. graph. grin. hyos. kali-bi. kali-br. kali-c. kali-s. lac-c. *Lyc.* manc. *Med.* merc. nat-m. nat-p. nat-sil. nux-m. nux-v. op. *Phos. Puls.* rad-br. rhus-t. sanic. sep. sil. **STRAM.** *Stront-c.* sulph. *Tub. Tub-k.* valer. xan. zinc.

Welches dieser 30 Mittel geben Sie? Hier zu differenzieren ist sehr schwierig. Nur die Intensität dieser Furcht vor der Dunkelheit... Wenn Sie zum Beispiel das Licht ausschalten und jemand dann in einen Panikzustand gerät, der sehr heftig ist, dann ist das Mittel welches? *Stramonium*.

Andere bei *Calcium carbonicum* häufig auftauchende Ängste sind: Furcht vor Gewittern, vor übernatürlichen Dingen, Geistern, Infektionen und Mikroben, Armut, Insekten, Spinnen (Arachnophobie), das Haus zu verlassen, vor öffentlichen Plätzen (Agoraphobie), an engen Orten (Klaustrophobie). Eine der Ängste, die bei *Calcium carbonicum* sehr intensiv werden kann, ist die Angst um die Gesundheit und die Furcht vor dem Tod.

Wenn körperliche Beschwerden vorherrschen, dann kann diese Furcht in geringer Intensität vorliegen und der *Calcium carbonicum*-Patient wird ihr nicht viel Aufmerksamkeit schenken. Diese Angst kann sich jedoch in einem solchen Ausmass steigern, dass der Patient wie in einem Inferno lebt: Sein Leben wird davon völlig zerstört.

In solchen Fällen ist diese Furcht dominierend und das Erste,

Furcht vor Herzerkrankung oder Krebs wovon der Patient berichtet. Die geläufigsten Arten dieser Furcht sind Furcht, an einer Herzerkrankung oder an Krebs zu sterben, und Furcht, den Verstand zu verlieren. Die Furcht kann zur Hauptpathologie werden.

Eine weitere Quelle für Angst ist ein schlechtes Gewissen. Der Patient entwickelt es in einem solchen Grade, dass weder gute Argumente noch Logik ihn beruhigen können. Die Schuldgefühle entstehen wegen Kleinigkeiten, die anderen gar nicht auffallen würden. Aber weil *Calcium carbonicum* sich so auf Kleinigkeiten konzentriert, wird das Problem so hervorgehoben, dass der ganze Mensch davon überwältigt und sein Leben unerträglich wird.

Furcht an hochgelegenen Orten oder Schwindel an hochgelegenen Orten ist eine der Hauptbeschwerden, die in den meisten *Calcium carbonicum*-Fällen begleitend auftreten. Wenn sie zum Beispiel eine Leiter hochgehen müssen, erstarren sie schier vor Furcht, auch wenn sie erst die dritte Sprosse von unten erreicht haben. Diese Furcht ist so gross, dass sie sogar oft davon träumen, an einem hochgelegenen Ort zu stehen und Schwindel zu verspüren.

Calcium carbonicum-Menschen können es noch nicht einmal ertragen, wenn jemand anderes an einem hochgelegenen Ort nahe am Rand steht. Sie schreien denjenigen dann an, nicht so dicht am Balkongeländer zu stehen, aus Furcht, dass dieser hinunter fallen könnte. Sie fürchten sich auch, wenn sie eine Treppe hinunter gehen müssen, vor allem, wenn die Treppe kein Geländer hat.

Sie empfinden ruhelose Angst. Sie erschrecken leicht. Ihre Anspannung hindert sie am Ausruhen und kann sogar zu Herzklopfen, Blutwallungen und Schocks oder Zuckungen führen, die in der Magengrube gespürt werden. Die Furcht von *Calcium carbonicum* steigt in der Regel vom Magen her auf. Oft macht ihnen Schlaflosigkeit zu schaffen, vor allem nach 03.00 Uhr morgens. Davor können sie über Stunden hinweg gut schlafen, dann aber wachen sie auf und können nicht wieder einschlafen.

Furcht vor Geistern, vor Gewittern, vor Hunden... Sie sehen, die Worte zu lesen bedeutet zunächst einmal gar nichts. Sie müssen die Essenz verstehen. Die Essenz setzt sich aus zwei bis drei differenzierenden Punkten zusammen: Aus der Intensität, der Färbung der Worte, dem inneren Zustand.

Also: *Calcium carbonicum* hat Furcht vor Geisteskrankheit, Furcht vor Zusammenbruch des Verstandes und Furcht davor, dass andere diesen Zustand erkennen, die Verwirrung sehen und dass er verrückt wird. Und Furcht, dass der eigene Fall schon so weit fortgeschritten ist, dass keine Hoffnung mehr besteht.

Arsenicum album hat auch diese Verzweiflung an der Genesung: «Mein Fall ist schon so weit fortgeschritten...» Aber *Calcium carbonicum* wird nie jemanden als Begleitperson brauchen. Es wird nie jemanden auffordern: «Bitte komm mit.»

Wenn *Arsenicum* keinen Partner hat, der mit ihm reist, dann reicht auch ein Freund. Wer wäre für *Arsenicum* der allerbeste Begleiter? Jemand, dem sie vertrauen. Der Arzt ist am besten! *(Gelächter im Publikum)* Die nächstbeste Person ist danach die Ehefrau oder der Ehemann. Wenn das nicht möglich ist, gehen sie die Liste weiter durch und werden zunehmend unglücklicher.

Sie fragen sich: «Wird der in der Lage sein, mir zu helfen? Wird er mir helfen?» All dies wird von *Arsenicum*-Menschen vorher durchdacht. *Arsenicum* muss Dinge vorprogrammieren, muss Dinge verhindern. *Arsenicum* will sicherstellen, dass die Dinge nicht so geschehen, wie er sie befürchtet.

Cannabis indica

Indischer Hanf, Haschisch

Geistes- und Gemütssymptome:

- **WAHNVORSTELLUNGEN ALLER ART.**

- Panikattacken mit Furcht vor dem Tod und geistiger Verwirrung.

- Furcht, die Kontrolle zu verlieren.

- **FURCHT, DEN VERSTAND ZU VERLIEREN.**

- Stellt immerzu Fragen, theoretisiert ständig.

- **GEISTIGE VERWIRRUNG.**

- Sehr vergesslich: vergisst seine letzten Worte und Gedanken, **beginnt einen Satz und vergisst, was er sagen wollte.**

- Unfähigkeit, sich an irgendeinen Gedanken oder ein Ereignis zu erinnern, weil andere Gedanken sich in seinen Kopf drängen.

- Lacht unmässig über jede unbedeutende Kleinigkeit, die man ihm sagt.

- **EXZESSIVE REDSELIGKEIT.**

- Übertreibung von Zeit und Entfernung. Die Zeit scheint sich in die Länge zu ziehen, einige Sekunden scheinen eine Ewigkeit zu dauern.

- **GEFÜHL, DASS EINZELNE TEILE SEINES KÖRPERS (ARME) SCHWEBEN, WAS ZU PANIK FÜHRT.**

KÖRPERLICHE SYMPTOME:

- Durst und Heisshunger.

ALLGEMEINE SYMPTOME:

- **Schlimme Folgen vom Genuss von Haschisch oder Marihuana.**
- Gesteigertes sexuelles Verlangen.

G.V.: Dies ist ein interessantes Mittel für Panikattacken. Kennen Sie *Cannabis indica*? Als ich damals in den Vereinigten Staaten war, fragte ich die dortige Klasse: «Wer hat schon mal Marihuana geraucht?»

Ich starrte die Klasse an – innerhalb von einer Sekunde waren alle Hände nach oben gegangen! *(Gelächter im Publikum)*

Dann fragte ich: «Wer hat noch kein Marihuana geraucht?» Niemand meldete sich. In Amerika hat jeder schon mal... Wissen Sie, in den sechziger und siebziger Jahren gab es eine Zeit, da hat so ziemlich jeder Marihuana geraucht. Daher konnten wir aus solchen Fällen viele Informationen beziehen.

Cannabis indica ist ein Mittel, welches heutzutage zunehmend häufiger gebraucht wird. Dies ist vor allem auf den weit verbreiteten Missbrauch von Marihuana und Haschisch zurückzuführen.

Der gedankenlose und ungesunde Konsum von Haschisch kann in vielen Fällen einen chronischen *Cannabis*-Zustand auslösen. Die Vorstellung von *Cannabis indica* als harmloses Kraut oder «Gras» ist ein Mythos. Denn wir haben Hunderte von Fällen gesehen, die noch heute, Jahre nach dem letzten Gebrauch, unter den Nebenwirkungen leiden.

In solchen Fällen, wo die Symptome dem Arzneimittelbild von *Cannabis indica* entsprechen, ist die Tatsache, dass die Menschen nach Einnahme des Mittels in hoher Potenz gesund werden, eine Bestätigung dafür, dass die Symptomatik auf den Konsum dieser Droge zurückzuführen ist.

Dies bedeutet jedoch nicht, dass *Cannabis indica* bei allen Menschen indiziert ist, die unter den Folgen von Haschisch-Missbrauch leiden. Die Reaktion des Organismus auf Haschisch-Konsum kann auch andere Formen annehmen und die Symptomatik anderer Arzneimittel zeigen. Ausserdem muss man keinen Kontakt mit Cannabis gehabt haben, um einen *Cannabis indica*-Zustand zu entwickeln.

Cannabis indica-Zustände können auch spontan aufgrund der individuellen Prädisposition eines Menschen auftreten, oder als spezifische Reaktion auf äussere Einflüsse oder innere Störungen. Haschisch- oder Marihuana-Konsum in der Vorgeschichte eines Patienten sollte Sie jedoch hellhörig werden lassen.

Eine amerikanische Frau war damals in den Siebzigern einer der ersten Fälle, den ich von Panikattacken zu heilen versuchte. Sie hatte ein Chronisches Müdigkeits-Syndrom mit Panikattacken. Das heisst, sie war nicht in der Lage zu laufen. Sie fiel einfach hin, geriet dann in totale Panik und musste nach Hause gebracht werden.

Ich hatte ihr bereits etliche Mittel gegeben, bis mir in den Sinn kam, dass sie vielleicht früher Cannabis konsumiert hatte. Ich befragte sie danach, und ihre Antwort lautete: «Ja!» Sie erzählte mir, die Symptome hätten begonnen, nachdem sie relativ viel Marihuana geraucht hatte.

Was geschieht diesen Menschen? Marihuana löst den Aetherleib, die Seele vom physischen Körper ab. Die Ablösung geht so weit, dass der Mensch das Gefühl hat, gerade zu sterben.

Er spürt, wie er sich von seinem Körper entfernt. Es ist ein schreckliches Gefühl mit enormer Furcht. Und normalerweise spüren sie nicht den ganzen Körper, sie spüren vielmehr, wie Teile des Körpers sich entfernen.

Schreckliche Furcht mit dem Gefühl, sein Körper oder Teile seines Körpers entfernen sich

Empfindungen, als ob einzelne oder alle Gliedmassen schweben oder sich nach oben bewegen, kommen häufig vor. Sie liegen auf ihrem Bett, und plötzlich scheint ein Arm oder ein Bein in die Luft hoch zu schweben. Die Extremität fühlt sich an, als habe sie keine Finger, keinen Knochen, sie ist nicht wirklich «da», ist nicht fest. Und das führt zu enormen Angstzuständen, Panikattacken, einer riesigen Furcht, dass sie dabei sind zu sterben.

Cannabis indica hat die gleiche Vorstellung wie *Calcium carbonicum*: die Furcht vor Geisteskrankheit. «Ich verliere den Verstand!» denken sie, «Ich werde verrückt!» Aber gleichzeitig hat *Cannabis indica* das Gefühl «Ich entferne mich von meinem Körper». Und sich von seinem Körper zu entfernen, bedeutet in Kontakt zu kommen mit einer Dimension, die nicht der physischen Welt entspricht, in der wir leben, sondern einer Traumwelt. Es ist wie

Alle Arten von Wahnvorstellungen

wenn man einschläft und in die Traumwelt eintritt. Auch dann löst sich der Aetherleib vom physischen Körper, und man betritt die Welt der Träume.

Cannabis indica hat alle Arten von Wahnvorstellungen. Man kann es als das Mittel für Wahnvorstellungen bezeichnen. Es gibt kein anderes Mittel, das eine solche Bandbreite von Wahnvorstellungen hervorgerufen und geheilt hat, obwohl ich glaube, dass andere halluzinogene Drogen eine ähnliche Menge und Vielfalt an Wahnvorstellungen hervorbrächten, wenn sie ordnungsgemäss geprüft würden.

Im Hinblick auf *Cannabis indica* können wir sagen, dass es bei einem Fall, der durch diese Droge entstanden ist oder der dieses Mittel als Heilmittel benötigt, praktisch keine Wahnvorstellung gibt, die nicht erlebt werden kann.

Diese Wahnvorstellungen sind vorhanden, weil der Mensch noch immer mit der Traumwelt in Kontakt steht, obwohl er wach ist. Das Gleiche widerfährt Menschen mit Schizophrenie. Ein an Schizophrenie Erkrankter ist ein Individuum, das zwischen dem physischen Körper und dem aetherischen Körper pendelt. Diese beiden Körper sind nicht völlig in Harmonie miteinander. Der aetherische Leib ist zur Hälfte aus dem physischen Leib ausgetreten und schaut in eine Welt der Phantasie, der Wahnvorstellungen etc. So wie wir uns im Schlafe lösen, so lebt ein Schizophrener in beiden Welten. Mal eine Zeit lang in dieser Welt, aber die meiste Zeit in der Welt der Träume.

Cannabis indica enthält dieses Potential: den aetherischen Leib herauszulösen und einem die Erfahrungen zu ermöglichen, die einige von Ihnen vielleicht gemacht haben. Ich glaube natürlich nicht, dass irgendjemand von Ihnen jemals *Cannabis indica* genommen hat..., aber falls doch, dann könnten Sie bemerkt haben, dass diese Ablösung als Dauerzustand erhalten bleibt. Ein Zustand, der zu Furcht vor Geisteskrankheit führt. Enorme Furcht vor Geisteskrankheit. Man erlebt eine echte Teilung. Und diese Teilung kann unter Umständen danach dauerhaft bestehen bleiben.

Die Furcht vor Geisteskrankheit wird bei *Cannabis indica* als starkes Symptom aufgeführt, wird aber selten mit diesen Worten von Patienten beschrieben. Man hört stattdessen häufiger von einer Furcht, die Kontrolle zu verlieren. Dieses freie Schweben, die Empfindung zu treiben, zu schweben erzeugt bei den Patienten das Gefühl, ihr gesamtes Wesen breite sich aus, verströme, und dass sie die Kontrolle über sich selbst verlieren.

Furcht vor Geisteskrankheit. Überwältigende Furcht die Kontrolle zu verlieren

Diese Furcht vor dem Verrücktwerden in Form einer Furcht vor Kontrollverlust ist so überwältigend und störend, dass die Menschen sich fühlen, als lebten sie ständig in der Hölle, statt in dem Paradies, welches die Droge zu versprechen scheint. Andere Symptome wie z.B. die Gleichgültigkeit, die Geistesverwirrung, das endlose Theoretisieren, die Verwirrung hinsichtlich der Zeit und so weiter sind nichts im Vergleich zum inneren Aufruhr, der durch die Furcht vor Geisteskrankheit hervorgerufen wird.

Wir haben schlimme Fälle von Panik nach dem Konsum von Marihuana behandelt. Nach den Beschreibungen der Patienten gehören diese Fälle zu den schlimmsten ihrer Art. Die bislang von mir beschriebenen Panikattacken sind bei weitem nicht so schlimm.

Panikattacken schlimmster Art

Die Panikattacken von *Cannabis indica* sind schlimmer als die aller anderen hier bisher besprochenen Arzneimittel. Ich muss Ihnen eine Idee der Qualität dieser Panikattacken vermitteln. Bei *Cannabis indica* ist das Hauptthema: «Ich kann es nicht kontrollieren.» «Ich habe die Kontrolle verloren.» Wie werden die Patienten das ausdrücken? Sie sagen: «Ich habe die Kontrolle verloren, ich habe es nicht mehr in der Hand.» – «Was meinen Sie, wenn Sie ,Kontrolle' sagen?» Und dann fangen sie an, den Zustand zu beschreiben. Wir nennen es Angst und Furcht. Warum nennen sie es «Kontrollverlust»?

Weil dieses Gefühl wirklich mit Kontrollverlust zu tun hat. Wenn ich zum Beispiel hier stehe und sehe, wie meine Hand langsam so nach oben steigt *(bewegt seine Hand langsam nach oben)*, dann starre ich sie an und frage mich: «Mein Gott, was geht hier vor?»

Ich erinnere mich an einen Fall, den ich behandelte. In solchen Fällen gibt man selten sofort das richtige Mittel, nicht wahr? Die Patienten haben Ängste, zum Beispiel vor dem Tod. Man gibt verschiedene Mittel, bis sie eines Tages anrufen. Diese Frau, an die ich gerade denke, rief mich an und sagte: «Kommen Sie schnell!» Ich fragte: «Warum?» – «Kommen Sie schnell! Ich sterbe!» «Was meinen Sie damit, Sie sterben?» «Ich verlasse meinen Körper! Ich verlasse meinen Körper! Ich verlasse meinen Körper!»

Da musste ich natürlich schnell zu ihr hinsausen und ihr eine Gabe *Cannabis indica* geben. Sie verspürte den Sterbeprozess wie jemand, der seinen Körper für immer verlässt. Dies hat man im *Cannabis indica*-Zustand.

HELLEBORUS NIGER
Schwarze Nieswurz, Christrose

GEISTES- UND GEMÜTSSYMPTOME:

- **DUMPFHEIT, BENOMMENHEIT.**

- **Sinneswahrnehmungen geschwächt.**

- Nichts wird deutlich gesehen oder gehört.

- Antwortet langsam.

- **GEDÄCHTNISSCHWÄCHE.**

- Vergisst, was er gerade gelesen oder getan hat.

- Unentschlossenheit.

- **ER IST IN EINEM ZUSTAND GROSSER VERZWEIFLUNG UND EXTREMER ANGST UND SUCHT HILFE.**

KÖRPERLICHE SYMPTOME:

- Beschwerden nach:
  Meningitis, Enzephalitis, Gehirnerschütterung, Schlaganfall, Schreck, durch **unterdrückte Ausschläge.**

- Meningitis, Enzephalitis mit Benommenheit.

- **ROLLT DEN KOPF VON EINER SEITE AUF DIE ANDERE**, bohrt den Kopf ins Kissen, runzelt die Stirn, Kaubewegungen des Mundes, bewegt die Lippen ohne zu sprechen, starrt mit leerem Blick, **Cri encéphalique**.

- Der Urin ist dunkelrot, fast **schwarz**, spärlich, Kaffeesatz-Sediment.

ALLGEMEINE SYMPTOME:

- Abneigung gegen Äpfel.

MODALITÄTEN:

- Verschlimmerung:
  16.00 bis 20.00 Uhr.

G.V.: Meiner Erfahrung nach hat dieses Mittel von allen Arzneimitteln die grösste Angst und das stärkste Leiden auf der geistigen Ebene. Der Zustand wird von den ersten vier Buchstaben des Namens «*Helleborus*» treffend charakterisiert: *Hell (engl. für «Hölle»)*. Genau so ist es. Wie in der Hölle.

Das Mittel mit dem stärksten, qualvollsten Angstzustand

Der *Helleborus*-Zustand ist die Hölle. Bei keinem anderen Arzneimittel habe ich jemals diese Angst, diese Agonie, diesen Zustand gesehen, wo die Seele in der Hölle ist und dort brennt und leidet. Es ist so, wie im Christentum die Hölle beschrieben wird, man kocht und schmort in der Hölle.

Ein Mensch im *Helleborus*-Zustand spürt, dass sich sein gesamtes Wesen in einzelne Bestandteile auflöst. Er versucht, die einzelnen Teile zusammenzuhalten, aber sie bleiben nicht da, sie gehen wieder nach aussen, lösen sich immer weiter auf. Es ist nicht nur eine einfache Dichotomie, keine einfache Schizophrenie. Die Schizophrenie ist tausendfach multipliziert, weil dem Menschen bewusst ist, was in ihm geschieht.

Gefühl, sein gesamtes Wesens löse sich auf

Ihm ist bewusst «ich löse mich auf». Ich glaube, jemand, der wie wir sagen «durch die Hölle» geht, empfindet ähnlich wie *Helleborus* während der Angstzustände. Angst und Furcht und Verzweiflung von enormem Ausmass. Alles zerfällt. Und dann schreien sie: «Jemand muss mir helfen, aber sofort! Bitte!! Hilfe, Hilfe, Hilfe!»

Es ist, wie wenn man bei Seegang auf einem Schiff ist. Es geht auf und ab, mit den Wellen. Man möchte erbrechen und hat das Gefühl, als ob die Seele gleich mit herauskommt. Sie möchte überall heraus. Das ist ein Zustand, in dem man ruft: «Gott, hilf mir! Hilf mir, hilf mir..»

Die Menschen können nicht beschreiben, was los ist, und **Fleht um Hilfe** man denkt, sie werden gleich sterben, aber alles, was sie tun können, ist «Hilfe, Hilfe!» rufen.

Die Seele stülpt sich um, aus dem Unterbewussten heraus nach aussen. Es ist einfach die Hölle.

Wenn Sie die Angstzustände von *Helleborus* sehen, dann berührt diese Menschen gar nichts. Sie versuchen alle möglichen Arzneimittel für diese Furcht und Angst zu geben. Das Innere dieser Menschen ist in völligem Aufruhr, als versuche jemand oder etwas, ihre Seele herauszuziehen. Aber sie kann nicht heraus. Könnte sie herauskommen, dann würde man sterben und alles wäre gut. Aber es geht nicht. Man ist in der Hölle, während etwas an der Seele zieht und zerrt. Das ist der *Helleborus*-Zustand.

Dumpfheit, Benommenheit, antwortet langsam, Gedächtnisschwäche – das sind alles Worte. Was eigentlich geschieht, ist, dass das Sensorium des Menschen blockiert wird. Er schaut, kann aber nicht klar sehen. Normalerweise können wir durch einen Blick in die Augen eines anderen Menschen seine Ängste, Befürchtungen oder Gedanken verstehen.

Aber wenn jemand in einem *Helleborus*-Zustand ist, dann schaut er Sie in einem Zustand voller Panik an und kann nicht sehen. Wenn Sie ihn fragen, was er gesehen hat, kann er es nicht beschreiben. So gross ist der Angstzustand.

Ich habe schon Menschen in diesem Zustand gesehen. Es heisst, sie rollen ihren Kopf hin und her. Das ist zwar nett, aber ich rolle auch mit dem Kopf. Das ist nichts. Mit dem Kopf rollen heisst gar nichts. Der Zustand an sich, die Qualität des Zustandes ist das, worum es geht. *(imitiert die Erscheinung und das Verhalten eines Menschen im Helleborus-Zustand)*

Wissen Sie, es ist ungefähr so: «Helfen Sie mir! Helfen Sie mir! Hilfe! Oh... mein Gott, hilf mir! Oh, ah, Hilfe! Zu Hilfe!»

So in der Art. Man schaut sie an und ist absolut entsetzt. Was tun? Eine Infusion legen und den Menschen ins Koma versetzen, oder was? Oder man gibt ihm *Helleborus*. Die Wirkung wird phantastisch und unmittelbar sein.

Dieser Angstzustand ist qualvoll. Agonie. Warum? Wegen dieses Gefühls der Auflösung. Alles fällt auseinander. Können Sie sich das vorstellen? Wissen Sie, viele Patienten, die das richtige Arzneimittel erhalten haben, sei es *Helleborus* oder ein anderes Mittel, sagen anschliessend etwas wie «Now I am integrated» = «Jetzt bin ich wieder ganz». *(Anm. d. Übers.: «integrated» im Sinne von wieder ein einheitliches/organisches Ganzes bildend)*

Es ist ja so: Krankheiten im Allgemeinen zerlegen etwas, das «ganz» ist, eine Einheit ist, in einzelne Teile. Ihr Magen verwandelt sich zum Beispiel in ein solches Teil, wenn er schmerzt. Der Magen wird plötzlich zu einem separaten Teil. Plötzlich spüren Sie Ihren Magen, Ihren Zahn, ihren Kopf... Krankheiten führen allgemein zu Desintegration, zu Auflösung, zu Zerfall. Das ist etwas, was wir generell mit Krankheit verbinden: Desintegration, Zerfall, Tod.

Bei *Helleborus* wird dieser gesamte Prozess zutiefst gespürt, darum ist er in diesem Zustand. *(demonstriert den Zustand)*

Ich erinnere mich an einen sehr dramatischen Fall. Mein Schwiegervater entwickelte im Alter von 80 Jahren eine myeloische Leukämie. Er erhielt die übliche Behandlung, die aber nicht anschlug. Er fing an, aus allen Öffnungen zu bluten: aus dem Mund, aus dem Anus etc. Und schliesslich kam er in einen solchen Zustand.

Bis dahin war er ein sehr ruhiger, sehr geduldiger Mann gewesen, ganz freundlich. Aber als dieser Zustand begann, rief er nach seiner Frau: «Hilf mir! Hilf mir!» Seine Frau sass ganz verzweifelt an seiner Seite und wusste nicht, was sie tun sollte.

Sie riefen dann nach mir, und ich ging in die Klinik, um mir einen Eindruck der Situation zu verschaffen. Ich dachte: «Oh, mein Gott!»

Die Ärzte in der Klinik sagten, sie könnten nichts mehr für ihn tun, und dass er in der kommenden Nacht oder morgen sterben würde. In dieser Situation verschrieb ich ihm *Helleborus*, und er fing an, aus diesem Angstzustand herauszukommen und sich zu beruhigen. Danach erhielt er natürlich noch etliche andere Arzneimittel, eines nach dem anderen, da sich in solchen Zuständen das pathologische Bild rasch ändert.

Dann muss man mit dem richtigen Mittel behandeln, sonst bekommt der Patient einen Rückfall und stirbt. Natürlich erhielt er keine konventionelle Behandlung mehr. Ich behandelte ihn weiter homöopathisch, und nach einigen Tagen konnten wir ihn aus dem Krankenhaus heraus nach Hause holen. Binnen weniger Monate hatte er einen Punkt erreicht, an dem seine Blutwerte fast wieder im Normbereich lagen.

Aber als ich diesen Zustand sah... *(imitiert wieder die Panik des Helleborus-Zustandes)*. Ich habe solche Fälle ein paar Mal gesehen. Ich erinnere mich auch an einen Fall in Celle... – waren vielleicht einige von Ihnen damals dabei?

Ein junger Mann, der stundenlang tief atmete, «um mich zu erden», wie er sagte. Das heisst, er war leicht, er war am Weggehen.

Aber Worte können diesen Zustand nur sehr unzureichend beschreiben. Verzweiflung, Hilflosigkeit, Suche nach Hilfe. Das sind alles Worte. Wenn man den Zustand nicht ein Mal in Wirklichkeit gesehen hat, kann man es vergessen, das korrekte Mittel zu verschreiben.

Ich versuche also, Ihnen die zentralen Punkte zu vermitteln. Punkte, mit deren Hilfe Sie Mittel für Angst- oder Panikzustände voneinander differenzieren können. Und die Homöopathie ist wunderschön, weil die Wirkungen unglaublich sind. Sofort, unmittelbar! In solchen Fällen wie hier bei der myeloischen Leukämie, wo die Thrombozytenzahl nur noch bei 10 000 lag... Alle, die sich in der Medizin auskennen, wissen, was das bedeutet: Blutungen aus allen Öffnungen, überall.

Man gibt also *Helleborus*, weil er diesen Zustand erreicht hat. Was tut man dann? Wartet man, bis der Mensch sich erholt hat?

Sobald die Thrombozytenzahl wieder etwas steigt und die Angst sich beruhigt, braucht man ein anderes Mittel, *Phosphor* zum Beispiel, und dann vielleicht *Mercurius*. Ich erinnere mich, dass ich innerhalb von wenigen Tagen etliche Mittel verordnete, bevor er aus dem Krankenhaus heraus und wieder laufen konnte.

Es ist sehr interessant: Ein Jahr später war er fast wieder normal. Er war ein grosser Mann, sehr, sehr dick. Damals war ich mit meiner Frau auf Alonissos. Nachts träumte ich, er sei hingefallen und mit seinem Kopf im Badezimmer aufgeschlagen.

Es ist kaum zu glauben. Ich erwachte und erzählte meiner Frau von dem Traum. Am nächsten Morgen erhielten wir die Nachricht, dass ihr Vater nachts aufgestanden war, um zur Toilette zu gehen. Dort war er ausgerutscht und gefallen. Schliesslich war er sehr schwer und schon 81 Jahre alt... Er verletzte sich am Kopf und starb wenige Tage später daran. Ein Jahr zuvor war er, dem Tode nahe, vom Krebs gerettet worden. Aber beim zweiten Mal konnte nichts ihn retten.

Natürlich war mir klar, dass er aufgrund einer Blutung im Inneren des Kopfes sofort in ein Koma gefallen war. Er wurde ins Krankenhaus gebracht und starb innerhalb weniger Tage.

Wie dem auch sei: Wenn man ein Mal diesen *Helleborus*-Zustand gesehen hat... Wann habe ich eigentlich zum ersten Mal *Helleborus* für einen solchen Zustand gegeben? Vielleicht irgendwann in den Siebzigern, ich weiss es nicht mehr. Aber um die Intensität wirklich nachfühlen zu können, muss man den Zustand mal gesehen haben.

Hat man ein Mal einen solchen Zustand gesehen, wird man ihn nie wieder vergessen. Die Agonie ist so gross! Bekommen diese Menschen keine Hilfe, landen sie in einer Anstalt. Solch einen Zustand hält niemand lange aus. Die Agonie und die Hilflosigkeit fallen einem als Erstes auf. Die Patienten wollen, dass Sie schnell etwas tun. Sie bitten Sie verzweifelt um Hilfe. Solch ein Zustand ist so extrem, dass man keine Möglichkeit hat, andere Symptome aufzunehmen.

Extremer Zustand mit Agonie und Hilflosigkeit

KALIUM ARSENICOSUM
Kaliumarsenat, Fowler'sche Lösung

GEISTES- UND GEMÜTSSYMPTOME:

- Enorme **ANGST UM DIE GESUNDHEIT**
  (ähnlich *Arsenicum album*, darf aber nicht
  damit verwechselt werden).

- Die **Angst** konzentriert sich hauptsächlich auf das
  HERZ, was **hysterische «HERZ-ATTACKEN»**
  hervorruft.

- **Panikattacken der schlimmsten Art**.

- Der Patient hat das **Gefühl, er würde sterben**, dass
  so etwas wie eine Katastrophe herannaht, bei der es
  um Leben und Tod geht.

- Furcht vor dem Tode beim Alleinsein.

- Verlangen nach Gesellschaft, Furcht vor Menschen.

- Schimpft, ist streitsüchtig, unzufrieden, eifersüchtig,
  gleichgültig gegen alles.

- **Abneigung, Fragen zu beantworten** oder weigert
  sich, es zu tun.

- Ruhelos.

KÖRPERLICHE SYMPTOME:

- Der Kopf fühlt sich groß an.

- Die Augen treten hervor.

- Brennen und Taubheit der Zunge - die Zunge fühlt sich zu groß an.

- Brennen im Hals.

- Unerträglicher Juckreiz, Ausschläge schlechter durch Wärme, Entkleiden.

- Trockene, schuppige Haut.

- Neigung zu Malignität.

- Indiziert in vielen Fällen von **Asthma**, chronischen Ekzemen, Psoriasis, Hautkrebs und anderen Hautkrankheiten.

ALLGEMEINE SYMPTOME:

- **Fröstelig**.

MODALITÄTEN:

- Verschlimmerung:
  Kälte.

G.V.: Vor eineinhalb Monaten hielt ich das letzte Seminar des vierjährigen Kurses für die italienische Gruppe. Eines Tages entwickelte eine der teilnehmenden Ärztinnen eine Panikattacke. Ihre Kollegen riefen mich, um nach ihr zu sehen. Sie lag auf einer Couch. Ich werde Ihnen ihren Zustand beschreiben, weil dieser Vorfall erst kurze Zeit zurückliegt und ich ihn daher sehr genau beschreiben kann.

Nun, die Ärztin war eine junge Frau, ungefähr 30 Jahre alt, und sie befand sich in einem Panikzustand. Fünf oder sechs andere Ärzte standen um sie herum. Sie wussten nicht, was sie tun sollten. Dort lag sie, zitternd, am ganzen Körper bebend, und man könnte sagen, sie war in einem Zustand von Kontraktion. Die anderen Ärzte beugten sich über sie und einer rief meiner Sekretärin zu: «Bringen Sie uns eine Gabe *Gelsemium*!» Ich sagte: «Warten Sie mal einen Moment.»

Wenn man es mit solchen Fällen zu tun hat, ist es am besten, sich zuerst einmal zu beruhigen. Sie sollten nicht den Verstand verlieren, denn wenn Sie kopflos werden, dann sehen Sie nur *Gelsemium* und all die anderen Zittermittel. Ich fragte sie: «Was fühlen Sie?»

Ich benötigte die Hilfe eines Dolmetschers, denn nur sehr wenige Italiener verstehen Englisch. Die Frage wurde also an sie weitergegeben. Sie lag dort auf dem Sofa, zitterte und schnappte nach Luft.

Ich fragte immer wieder: «Was fühlen Sie? Können Sie's mir sagen?»

Ihre Freundin, auch eine Ärztin, redete auf sie ein: «Beruhige Dich! George ist jetzt hier. Hab keine Angst, George ist da!»

Alle redeten in dieser Art auf sie ein. Aber für sie spielte es überhaupt keine Rolle, dass ich jetzt da war.

Es war ganz klar: Wenn jemand in einem solchen Zustand ist, dann kann man gleich vergessen, ihn zu beruhigen versuchen. Man kann nicht sagen: «Ich liebe Dich, ich liebe Dich, Du bist so wunderbar!» Das können Sie gleich vergessen! Solche Situationen kann man mit Worten nicht mehr beruhigen. Solche Situationen sind so intensiv, dass ich sie kaum nachmachen kann.

In ihrem Fall war es so, dass sich ihre Kiefermuskeln verkrampft hatten und sie nicht sprechen konnte, geschweige denn erzählen, was sie fühlte. Ich fühlte ihren Puls. Er lag zwischen 130 und 140 Schlägen pro Minute und war manchmal unregelmässig. Ich sah die Situation und ihren Zustand und die Furcht in ihren Augen. Sie war nicht in der Lage, irgendetwas zu erklären.

Ich fragte: «Befürchten Sie, dass Sie sterben werden?» *(imitiert das Verhalten der Patientin)* Sie konnte nicht sprechen, aber sie nickte, und ich konnte erkennen, dass die Furcht eine Furcht vor dem Sterben war.

Man hatte ihr gesagt, dass sie ein Herzproblem hat. Seit ihr dies bekannt war – es handelte sich nicht um ein schwerwiegendes Problem – hatte sie sich geweigert, jemals wieder einen Kardiologen aufzusuchen.

Niemand durfte ihren Blutdruck messen. Niemand durfte sie mehr untersuchen. Derart gross war ihre Furcht, wieder von dem Herzproblem zu hören, derart gross ihre Furcht, sie könnte sterben. Sie wollte noch nicht einmal mehr davon hören. Aus diesem Grund war sie seit etlichen Jahren – ich glaube, es war sechs Jahre her, seit die Diagnose gestellt worden war – nicht mehr bei einem Arzt gewesen.

In dem Zustand, in dem ich sie dann sah, zitterte sie am ganzen Körper. Ich half mit beim Versuch, ihre Beine still zu halten, aber es war nicht möglich, sie fest zu halten. Sie war beinahe in einer Art Krampfzustand. Eine enorme Furcht zu sterben, daran bestand kein Zweifel. Welche

Furcht zu sterben

Dinge konnte ich noch zusammentragen? Das Zweite, was mir klar wurde, war, dass dies alles verinnerlicht war. Können Sie sich das vorstellen?

Sechs Kolleginnen und Kollegen um sie herum, aber sie will nicht sprechen. Sie will nicht sprechen – das ist keine Verstandesentscheidung, aber sie hat quasi eine Kiefersperre *(imitiert die Patientin)*.

Die Herzfrequenz war sehr hoch, wie Flimmern oder so etwas, man weiss ja nicht genau, was da vor sich geht, nicht wahr? Man weiss es nicht, weil man den Fall nicht kennt. Ich hatte keine Ahnung, worum es eigentlich ging, ob der Zustand des Herzens schwerwiegend war oder was..., jedenfalls: Wenn ich ein Herz so schnell schlagen spüre und eine Arrhythmie vorhanden ist, dann ist das für mich ein ernsthafter Zustand!

Mir erschien sie wie ein Mensch, der nicht lächerlich gemacht werden wollte, der nicht sprechen wollte. Aber gleichzeitig war die Furcht überwältigend, nicht wahr? Höchstwahrscheinlich hatte sie Furcht vor einer Herzerkrankung, da ihre Kollegin mir sagte: «Sie hat ein Herzproblem, ihr wurde gesagt, sie hat etwas am Herzen» etc. Also ein Mensch, der seine Gefühle nicht herauslassen möchte.

Ein *Helleborus*-Fall mit seinem «Ich habe Angst! Hilfe, helfen Sie mir!» ist etwas ganz anderes, oder?

Der Zustand mag ähnlich aussehen, ist es aber nicht. Der eine sagt: «Hilf mir! Hilfe!», der andere schlottert und ist nicht in der Lage, um Hilfe zu bitten. Selbst wenn andere um ihn herum sind und versuchen, ihn zu beruhigen, ihm gut zureden: «George ist hier, er wird versuchen, dir zu helfen, bitte beruhige dich, bitte sag, was du fühlst...», hat das keinerlei Wirkung.

Die überwältigende Furcht und der rasche Puls und das alles... Ich kannte die Pathologie nicht, es war keine Zeit, ein EKG zu machen... Ein Teilnehmer in der italienischen Gruppe war sogar ein Kardiologie-Professor. Zumindest glaube ich, dass er Professor war.

Der sagte: «Valium! Wir müssen ihr Valium geben! Haben Sie Valium hier, damit wir ihr eine Injektion geben können?» Aber ihre Kollegen wussten, dass sie bei einem anderen Vorfall dieser Art in der Notaufnahme gelandet war, dort Valium erhielt und es etliche Tage dauerte, bis der Zustand sich gelöst hatte.

Also: Ist dies ein *Helleborus*-Fall? Nein.

Ist dies ein Fall von *Arsenicum album*? Nein.

Ist es ein *Aconit*-Fall? Auch nicht.

Ist es ein *Calcium carbonicum*-Fall? Nein.

Haben wir es mit einem Fall von *Gelsemium* zu tun? Wieder nein.

Welches Mittel ist es?

Damals flüsterte ich meiner Assistentin etwas zu, damit die anderen es nicht hörten. Denn die sollten schliesslich selber denken, nicht wahr? Und später in der Klasse würden auch alle fragen: «Was ist passiert, was ist passiert?»

Ich bat also meine Assistentin: «Bring mir eine Gabe *Kalium arsenicosum* C 200.» Ich gab der jungen Ärztin *Kalium arsenicosum* C 200, und: Es ging ihr schlechter. *(imitiert die Verschlechterung der Patientin)*

Jetzt war sie wirklich am Schlottern, der Puls war 150, und alles vibrierte. Ich sagte: «Das ist eine gute Reaktion!» *(Die Teilnehmer lachen)*

Jeder, jeder der dabei war sagte: «George, was tust du da?!»

In dem Moment, als ich die Verschlimmerung sah, die vor allem das Zittern betraf, sagte ich mir: «Gut, das Mittel ist richtig.» Es dauerte vielleicht 10, vielleicht 15 Minuten, und dann ging es ihr 80% besser. Dann verliess ich sie.

Das Ganze hatte sich in der unteren Etage abgespielt. Diejenigen von Ihnen, die die Akademie auf Alonissos kennen, wissen, dass wir unten eine Bibliothek haben. Darin steht auch ein Sofa, auf welchem sie lag. Ich ging wieder hoch, um weiter zu unterrichten.

Ungefähr 15 Minuten später sah ich sie den Seminarraum betreten, um wieder am Unterricht teilzunehmen. Keiner konnte es glauben. Innerhalb von einer halben Stunde war sie praktisch über den Berg. Die letzte Krise dieser Art, die sie ins Krankenhaus gebracht hatte, hatte etliche Tage gedauert, wie sie der Klasse später berichtete.

Also diese Art von Intensität, diese Art von metaphysischer Furcht, eine Furcht, die beinahe jenseits des Physischen ist. Das ist sehr interessant. Warum? Weil *Kalium arsenicosum* mitten in der Nacht aufwachen kann. Er ist mitten in der Nacht in einem Panikzustand. Sie kennen die Verschlechterungszeiten der *Kalis*: zwei, drei, vier Uhr morgens. Alle *Kalis* haben ihre Verschlechterungen zu diesen Zeiten. Sie erwachen in einem Zustand von Panik.

Panikzustand mitten in der Nacht

Und was tun sie dann? Die Beschreibungen lauten oft folgendermassen: «Die Furcht ist so überwältigend, dass ich nicht widerstehen kann. Ich muss mit jemandem sprechen, einfach, um mir darüber klar zu werden, dass ich nicht gerade sterbe.» Also rufen sie an: ihre Mutter, ihren Vater, Freunde, ... Und was sagen sie dann am Telefon? Nicht etwa: «Weisst Du, ich habe Angst, ich habe Panik, mir geht es nicht gut...» – nein!

Sie wollen es nicht sagen, es nicht aussprechen. Sie möchten nur sprechen, die Stimme eines anderen Menschen hören, um zu kommunizieren, um zu wissen «ich bin nicht tot».

Diese metaphysische Furcht: «Ich sterbe, ich sterbe... - bin ich noch da?» Um die Furcht halbwegs zu überwinden, müssen

Reserviert, wollen sich nicht lächerlich machen, sprechen nicht über ihre Ängste

sie mit jemandem sprechen. Aber sie erzählen nicht, was in ihnen vorgeht. Sehen Sie, wie reserviert die *Kalis* sind? Sie möchten sich nicht lächerlich machen, nicht ihr Inneres offenbaren. Darin sind sie welchem Arzneimittel ähnlich? Diese Furcht, sich lächerlich zu machen und ihren Gefühlen Ausdruck zu verleihen, ähnelt *Natrium muriaticum*.

Arzneimittel sind in verschiedener Hinsicht miteinander verbunden. Dennoch hat jedes einzelne seine ganz individuellen Charakteristika. *Kalium arsenicosum* hat nicht die Ruhelosigkeit von *Arsenicum album*, hat auch nicht den Durst auf kleine Mengen, den wir bei solchen Panikzuständen bei *Arsenicum* sehen. *Arsenicum* sucht geradezu Wasser, er muss trinken.

Arsenicum geht auf und ab, nippt etwas Wasser und kann nicht an einem Ort verharren.

Aber *Kalium arsenicosum* hat einen hysterischen Anfall, eine Art hysterischer Angst. Hysterische Herzattacken.

Hysterische Angst und Herzattacken

Die Worte können die exakte Bedeutung nicht richtig wiedergeben. Diese junge Frau hatte ein Problem in ihrem Herz. Aber ihre Reaktion darauf war überwältigend und hatte ein hysterisches Element. Es war nicht möglich, ihre Beine und Arme ruhig zu halten. Sie schlotterte förmlich vor lauter Angst.

Das war ein Extremzustand. Habe ich schon einmal einen ähnlichen *Kalium arsenicosum*-Fall gesehen? Nein. Denn normalerweise kommen sie in die Praxis und beschreiben ihre Angst und ihre Anfälle. Man sieht die eigentliche Panik nicht vor sich. Auch werden nicht alle *Kalium arsenicosums* so schlimme Panikanfälle haben, wie den, den ich Ihnen beschrieben habe. Aber wie kam ich zu der Schlussfolgerung, dass es sich nicht um einen Fall von *Gelsemium* handelte?

Gelsemium ist völlig anders. Ich werde es Ihnen später noch beschreiben. Dann werden Sie erkennen, dass da keine Verbindung besteht. Wie kam ich zu dieser Schlussfolgerung?

Weil ich all das zusammensetzte, was ich Ihnen erzählt habe. Sie war nicht in der Lage, irgendetwas zu sagen. Es ging nicht, ihre Kiefer waren zusammengebissen, gesperrt. Ich setzte die Fakten zusammen. Sie konnte nicht sprechen, sprach auch sonst nicht viel. Selbst ihre Kolleginnen und Kollegen in der Gruppe wussten nicht viel über ihren inneren Zustand, wie gross ihre Angst war, wie stark die Panik.

Zum Nutzen der Leute, die um sie herum standen, hatte ich gesagt: «Sie haben Furcht zu sterben?» Und sie hatte ein Zeichen gegeben. Ich hatte gefragt: «Haben Sie **Angst vor** Angst, an einer Herzkrankheit zu sterben?», und **Herzkrankheiten** sie hatte genickt. Sie wollte nichts sagen. Sie litt unter der Furcht, an Herzproblemen zu sterben, fürchtete sich vor einer Herzerkrankung, vor dem Sterben – aber sie gab dem keinen Ausdruck. Das ist *Kalium arsenicosum*.

Es war sehr interessant, wie es mit diesem Fall weiterging. Wir setzten unseren Unterricht fort, und ich fragte die Klasse: «Was wird passieren?»

Ich sagte ihnen vorher, was in einem solchen Fall geschehen würde. Ein solcher Fall hat eine derartige Intensität, dass es unmöglich ist, mit nur einer Mittelgabe den gesamten Zustand zu eliminieren.

Deshalb prognostizierte ich: «Sie wird einen Rückfall in diesen Zustand haben. Sie wird einen Rückfall haben, aber sich aus eigener Kraft davon erholen. Und der Rückfall wird nicht mehr ein solches Ausmass annehmen.»

Das war am Nachmittag. Nach einigen Stunden, ich glaube, es war am Abend desselben Tages, nachdem der Unterricht für diesen Tag beendet war, wurde ich wieder angerufen. «Sie bekommt einen Rückfall!» Ich fuhr hin und sah sie mir an. Ich sagte: «Vergesst es, das ist kein Rückfall. Sie wird sich von selbst erholen.» Und genau so war es.

Am nächsten Tag hatte sie noch zweimal eine Art Rückfall, aber es waren keine wirklichen Rückfälle. Am dritten Tag wurde ich in mein Büro gerufen. Dort sass sie, zitternd. Und der Kardiologe, der Kardiologieprofessor war dabei und sagte: «Holen wir das Valium.» *(Die Teilnehmer lachen)*

Ich sagte: «Wir haben hier kein Valium.» – «Okay», sagte er, «aber dann muss jemand gehen und welches besorgen!»

Ich fragte sie, ob sie sich hinlegen möchte. «Ja, ich würde mich gerne hinlegen.» Ich zog sie hoch und hielt sie im Arm, und während ich sie in meinem Arm hielt, sah ich, dass sie benommen war und beinahe das Gleichgewicht verlor.

«*Gelsemium, Gelsemium*!» schrien wieder einige, die dabeistanden. Wieder schwirrten verschiedene Ideen durch die Luft, wie immer in Notfällen. Wir legten sie auf die Liege im Anamneseraum. «Lass sie sich hier entspannen», sagte ich ihrer Freundin.

Ich ging in die Klasse zurück und beschrieb die Situation. Ich fragte nach Meinungen.

«Mittel wiederholen!», «Dies tun!», «Das tun!», und so weiter.

Der Professor rief natürlich: «Valium!» *(Gelächter).*

Ich erklärte: «Sie müssen vorsichtig sein! Sehen Sie, wie vorsichtig wir als Homöopathen sein müssen? Was gerade mit ihr geschieht, ist kein Rückfall. Es ist etwas anderes und hat andere Gründe.

Sie hat eine hypoglykämische Krise! Zum Einen hat sie keine Furcht mehr. Was wir sehen, ist Schwindel und Schwäche. Aller Wahrscheinlichkeit nach ist dies ein Fall von Unterzucker.» Die Klasse war skeptisch.

Das Ganze schien ihr sehr zusammengereimt. Die Klasse bestand aus Ärzten, und Sie wissen ja, wie Ärzte sind. Die denken: «Nun ja, vielleicht...»

Der Professor stand auf und sagte: «Es tut mir leid. Sie mögen ja Recht haben, aber ich habe meine eigene Meinung.

Meiner Ansicht nach ist dies ein Fall, der Valium braucht.»
(Grosse Heiterkeit im Publikum)

Was ich Ihnen hier erzähle, haben wir auf Video! Es wurde
auf Alonissos aufgezeichnet! Als der Unterricht beendet war,
verliess ich die Klasse. Die Freundin, die der Patientin Gesellschaft geleistet hatte, war zusammen mit ihr auf dem Weg
zurück ins Klassenzimmer. Die Freundin ist auch eine Ärztin.
Ohne zu wissen, was ich der Klasse zuvor drinnen mitgeteilt
hatte - da man im Anamneseraum nichts davon mitbekommt,
was im Unterricht vor sich geht -, kam sie auf mich zu und sagte:
«Es war nur ein Fall von Croissant. Ich gab ihr ein Croissant,
und sie erholte sich.» *(Gekicher)*

Ein Croissant, und alles war wieder in Ordnung. Der Professor hat natürlich nicht mehr weiter auf Valium bestanden...
(Gelächter)

Es war wirklich interessant, ihren eigenen Bericht zu hören.
Während dieses Aufenthaltes auf Alonissos hatte die italienische
Gruppe ihre Abschlussprüfungen. Diese Krise geschah während
der Abschlussprüfungen. Sie setzte jedoch sowohl den Unterricht wie auch die Prüfungen fort. Und am Ende war sie die
viertbeste der Klasse. Am Ende des Kurses sagte sie: «Ich fühle
mich ganz allgemein viel besser als zuvor.»

Es war genau, wie ich es vorhergesagt hatte: Wenn man in
solchen Fällen nicht mit einem anderen Mittel stört, dann fühlen
sich die Patienten für viele Jahre recht wohl. Denn dieses Mittel
hatte sie eigentlich schon die ganze Zeit benötigt. Zuvor hatte

sie etliche andere homöopathische Mittel genommen. Ohne Wirkung. Was hatte mich zu dieser Verschreibung geführt? Einfach die paar Dinge, die ich Ihnen genannt habe, wenn Sie sich erinnern. Das Wichtige ist: Können Sie die Seele des Mittels erfassen? Mit der Seele des Mittels meine ich nicht das Ganze, die Geistes- und Gemütssymptome. Ich meine damit einige Leitsymptome.

Diese Leitsymptome in einem Menschen, der ein lebendiger Organismus ist, sind lebendig und daher nicht statisch. Dieser Stuhl zum Beispiel: Der wird immer so sein, mit dieser braunen Farbe, seinen Metallbeinen etc. Aber Menschen sind nicht so. Menschliche Wesen sind flexibel, lebendig, sind Organismen, und man kann sie nicht in Einzelteile zerlegen und einfrieren. Wie in dem Fall, den ich Ihnen schilderte, versuche ich in allen Fällen, Ihnen die Idee mit auf den Weg zu geben.

Die Idee bei *Arsenicum* ist: «Komm mit mir, komm mit!» – «Warum soll ich mitkommen?» – «Ach, nur so, kein besonderer Grund... Ich mag Gesellschaft. Komm doch mit.»

Sie haben Angst, allein zu sein, ohne Gesellschaft. Das andere Mittel, *Helleborus*, ist vielmehr so: «Hilfe! Hilfe! Helfen Sie mir!» *(Vithoulkas schreit es förmlich)*

Das kommt von ganz tief innen, ist die tiefste Not, eine verzweifelte Bitte um Hilfe. *(Die Teilnehmer scheinen erstarrt durch Vithoulkas Schreien...)* Ich fürchte, einige von Ihnen könnten Reaktionen entwickeln nach meinem Schreien...Ich sollte mich wohl besser unter Kontrolle haben.

LYCOPODIUM
Bärlappsporen

GEISTES- UND GEMÜTSSYMPTOME:

- **Mangel an Selbstvertrauen.**

- **Furcht vor Verantwortung**, Feigheit.

- **FURCHT VOR DER DUNKELHEIT, GESPENSTERN, ALLEIN IM HAUS ZU SEIN.**

- «One night stands» (Affären nur für eine Nacht), will keine Verantwortung tragen.

KÖRPERLICHE SYMPTOME:

- **AUFTREIBUNG DES ABDOMENS** durch Blähungsbildung, Flatulenzen, Aufstossen.

- Lebererkrankungen.

- Promiskuität.

- **Impotenz** aufgrund sexueller Exzesse.

- Vorzeitige Ejakulation oder Verlust der Erektion während Koitus.

- Fächerartige Bewegung der Nasenflügel.

- Ein Fuss heiss, der andere kalt, **rissige Fersen**.

- Abmagerung der oberen Körperhälfte.

ALLGEMEINE SYMPTOME:

- **Rechtsseitiges Mittel.**

- Die Beschwerden gehen von rechts nach links.

- **SYMPTOME SCHLIMMER ZWISCHEN 16.00 und 20.00 Uhr.**

- Nachts hungrig, Appetit nimmt beim Essen zu oder Heisshunger mit schneller Sättigung nach nur einem Bissen.

- Schläft auf der rechten Seite.

- Verlangen nach **Süssigkeiten, warmen Getränken.**

- Abneigung gegen kalte Getränke.

- **Unerquicklicher Schlaf, möchte weiter schlafen**, schlimmer morgens beim Erwachen.

MODALITÄTEN:

- Besserung:
  Flatulenzen und Aufstossen.

- Verschlimmerung:
  16.00 – 20.00 Uhr, morgens beim Erwachen.

G.V.: Der *Lycopodium*-Patient kann Angst um seine Gesundheit bekommen, bis hin zur Hypochondrie. Die Befürchtungen und Ängste konzentrieren sich in der

Angst um die Gesundheit

Hauptsache auf den Magen-Darm-Trakt. Nehmen wir als Beispiel eine Familie, ein verheiratetes Paar mit Kindern. An der Arbeitsstelle gibt es Probleme. *Lycopodium* verliert seinen Job. Sofort entwickelt *Lycopodium* Angst, und diese Angst führt zu sonderbarem Verhalten. Das kann so aussehen, dass

Kann seinen Verpflichtungen entfliehen

Lycopodium einfach nur noch weg möchte, die Familie verlassen und verschwinden will. *Lycopodium* ist imstande, seine Familie, die Eltern, einfach alle zu verlassen. Er entfernt sich einfach von den selbst geschaffenen Verpflichtungen.

Solche Patienten leben in der ständigen Furcht, andere könnten die Wahrheit über ihren inneren Schwächezustand herausfinden. Sie machen sich ständig Sorgen

Angst seine Schwäche wird bemerkt

darüber, was andere von ihnen denken könnten. *Lycopodium* passt zu sehr intelligenten und intellektuellen Menschen. Man findet es oft in Berufsgruppen mit vielen öffentlichen Auftritten: Priester, Anwälte, Lehrer, Politiker...

Ein Priester zum Beispiel fühlt sich vor seiner Predigt prima, aber beim Erreichen der Kanzel, wenn er alle Augen auf sich gerichtet sieht, bekommt er plötzlich Magenschmerzen oder grosse Angst. Solch ein Mensch mag in der Lage sein, seine Aufgabe gut zu erfüllen, aber das körperliche oder seelische

Leiden beeinträchtigt seine Leistungsfähigkeit stark. Diese Situation ist ebenfalls eine Manifestation von Angst im Angesicht von Verantwortung, und es ist gut möglich, dass der Patient versucht, seinem Beruf zu entfliehen. Manchmal scheint ihm sein körperliches Leiden als Ausrede dafür gerade recht zu kommen.

Angst vor Verantwortung

Natürlich kann man *Lycopodium* mit vielen Arzneimitteln vergleichen. Die Erwartungsangst, die bei öffentlichen Funktionen solches Leiden verursacht, kann mit *Gelsemium* verglichen werden. Bei *Lycopodium* bezieht sie sich mehr auf den Leidenszustand, der bei der eigentlichen Ausführung der Aufgabe auftritt, wohingegen *Gelsemium* mehr für die Angst indiziert ist, die Stunden oder Tage vor der Aufgabe erscheint.

Angst während der Ausführung der Aufgabe

In Liebesdingen hat *Lycopodium* ähnliche Angst. Ein *Lycopodium*-Patient hat zum Beispiel eine Freundin. Wenn diese Freundin ihn nach einer gewissen Zeit dazu drängen will, Verantwortung zu übernehmen, zu heiraten, dann steigt zu diesem Zeitpunkt die Angst in *Lycopodium* auf, und er wird alles tun, um aus dieser Situation herauszukommen.

Gleichzeitig sind *Lycopodiums* gesellige Menschen. Es fällt ihnen leicht, neue Kontakte herzustellen und neue Situationen zu kreieren. Und in diesen Situationen bläht sich das Ego auf. *(lacht)* Ich habe das oft mit Mussolini verglichen. Mussolini war ein Frauenheld und hatte ein geblähtes Abdomen. «Ich bin der Grösste aller Zeiten!» Innerlich war er eigentlich ein Feigling. Nach aussen jedoch präsentierte er sich als jemand mit grosser

Machtfülle. Dies ist der Charakter von *Lycopodium*. In dem Moment aber, wo er wirklich mit einem Problem konfrontiert wird...

Oder wenn *Lycopodium* sich mit einer Frau unterhält. Er spricht und spricht und spricht: «Oh, Sie sind so schön, so klug, so dies, so das...» Blablabla etc. Die Frau fühlt sich sehr geschmeichelt. «Haben Sie heute Abend schon was vor?» *(grinst)* Selbst in Ihrer Praxis im Wartezimmer wird *Lycopodium* versuchen, Ihre Sprechstundenhilfe anzubaggern!

Ein *Lycopodium*-Patient wird versuchen, sie zum Essen einzuladen. Am Abend desselben Tages! *Lycopodiums* brauchen diese Art von Bestätigung, dass sie jemand sind, dass sie wirklich toll sind. Und in dem Moment, wo sie ihren Willen bekommen, wenn alles nach ihrer Nase geht, verschwinden sie. Derartiges Verhalten sehen wir bei *Lycopodium*.

Nach aussen hin gibt sich *Lycopodium* fähig, extrovertiert, freundlich und mutig. Daher kann es schwierig sein, das wahre Bild des Mittels wahrzunehmen, wenn man als Homöopath nicht gekonnt Nachforschungen betreibt. Bei dem Versuch andere zu bluffen, um das innere Gefühl von Minderwertigkeit zu kompensieren, schiessen *Lycopodium*-Patienten oft über das Ziel hinaus.

Sie übertreiben ihre Errungenschaften, ihre Fähigkeiten, und auch bezüglich der Menschen, die sie kennen. Sie erzählen zum Teil sogar haarsträubende Lügen, die aber nicht untermauert werden können, wenn es darum geht, Ergebnisse vorzuweisen.

Diese Aufblähung ihres Egos ist eine Kompensation für die innere Schwäche und ist begründet in ihrem mächtigen Bedürfnis, von anderen respektiert und bewundert zu werden, um sich selbst zu «beweisen».

Wir sagen auch, dass *Lycopodium* impotent wird. Warum wird er impotent? Wegen dieses Verhaltens, von einer Frau zur nächsten zu gehen, von einer zur anderen. Irgendwann findet sich *Lycopodium* in der Situation wieder, dass er heiratet, und dann stellt er fest, dass er nicht mehr in der Lage ist, eine Erektion zu bekommen, normalen Geschlechtsverkehr zu haben. Warum? Wegen all dieser Aufblähung, dieses pompösen Auftretens.

Nun aber ist die Luft raus! *(Teilnehmer kichern)* Mit dem Ablassen der Luft verschwindet alles. Und dann kommt natürlich die Angst, und die Patienten rennen voller Panik zum Arzt. «Was passiert mit mir?!?»

Oft suchen männliche *Lycopodiums* einen Arzt auf, weil sie sich seit ihrer Heirat impotent fühlen. Es kann drei bis fünf Monate dauern, bis ihnen klar wird, dass sie kein Interesse daran haben, mit ihrer Frau zu schlafen. Dies ist ihre Strafe dafür, sexuell zu freizügig gewesen zu sein.

Sexuelle Befreiung, ja? Wir haben diese Vorstellungen von sexueller Befreiung, glauben, es sei das Beste. Aber es gibt auch Nebenwirkungen. Die Nebenwirkung der sexuellen Befreiung ist Impotenz. Deswegen stellt diese Firma Viagra her und macht solch ein gutes Geschäft! *(Gelächter im Publikum)*

Schaut Euch zum Vergleich mal die Taliban an: Selbst im Alter von 80 Jahren sind sie noch sehr aktiv. *(viel Gemurmel im Publikum)* Oder geht nach Indien: Dort ist sexuelle Freizügigkeit nicht erlaubt. Die Gesellschaft dort ist so strukturiert, dass es für einen Mann nicht einfach ist, viele Frauen zu haben, von einer zur anderen zu gehen.

Denn beide, Mann und Frau, wären fertig, wenn sie das täten. Also halten sie sich zurück. Durch diese Zurückhaltung werden zum einen Ehen bewahrt, zum anderen sind sie bis ans Ende ihres Lebens aktiv. Weil sie es nicht übertreiben! Es ist genau so wie mit Hummer. Sie mögen Hummer. Aber ich kann Ihnen sagen: Wenn Sie jeden Tag Hummer essen, dann möchten Sie nach einem Monat am liebsten erbrechen, wenn Sie Hummer sehen! *(Ein Lächeln geht durch die Saal)* So ist es.

(Pause)

Es gab in der Pause ein paar Fragen zu einem Fall mit Angst. Ich muss Ihnen einige Dinge sagen, damit wir auf derselben Ebene miteinander sprechen. Es gibt viele Fälle mit Angst, Befürchtungen etc., die sich auf einer relativ oberflächlichen Ebene abspielen. Diese Fälle kann man entweder mit einem Arzneimittel behandeln oder auch ohne Mittel. Dies sind Fälle, wo Menschen beruhigt werden müssen, verstehen müssen, was mit ihnen geschieht. Das ist das, was Psychiater oder Psychotherapeuten tun.

Aber hier sprechen wir nicht über solche Fälle. Wir haben bei *Cannabis indica* zum Beispiel über die Ablösung gesprochen. Ich gebe Ihnen mal ein Beispiel.

Vor vielen, vielen Jahren studierte eine Griechin in London. Sie kam in einem Panikzustand in unser Zentrum nach Athen. Sie berichtete, dass sie in England einen Psychiater aufgesucht habe, der ihr sagte, sie sei psychisch sehr krank und benötige Psychopharmaka.

Ich fragte: «Was ist das Problem?»

Sie sagte: «Das Problem ist, dass ich, wenn ich in London bin und nachts ins Bett gehe, sobald ich die Augen schliesse, meinen Körper verlasse. Ich reise nach Athen, gehe dort zu unserem Haus, und häufig höre ich dann, was meine Eltern miteinander besprechen. Am nächsten Tag rufe ich meine Mutter oder meinen Vater an und frage: ,Habt ihr das gestern gesagt? Habt ihr das gestern besprochen?' Und sie bestätigen es mir und fragen: ,Ja! Woher weisst du das?'»

Nachdem das ein paar Mal passiert war, bekam die junge Frau wirklich Angst, weil sie dieses Verlassen ihres Körpers nicht kontrollieren konnte. Schliesslich ging sie in London zu einem Psychiater und erzählte ihm davon.

Er sagte: «Diese junge Frau ist vollkommen verrückt», schlug ihr vor, in eine Klinik zu gehen und Medikamente zu nehmen. In panischer Angst verliess sie London, kam nach Athen und geriet durch Zufall an mich. Ich verstand, was da geschah. Ich erklärte ihr, dies sei ein Phänomen, welches manchen Organismen zum Geschenk gemacht werde.

Das heisst, sie sind in der Lage, ihren Körper zu verlassen und zu reisen – «Astral-Reisen» genannt. Dies sei etwas, was einfach zu ihr gehöre. Die junge Frau hörte mir zu.

Schliesslich sagte sie: «Okay. Werden Sie mir eine Arznei geben?» Ich sagte: «Nein, Sie brauchen keine Medizin. Sie sind recht glücklich.» Und so ging sie wieder.

Einige Jahre später erhielt ich einen Brief mit dem Wortlaut: «Ich schreibe ihnen aus einer psychiatrischen Klinik...» *(Völlige Stille im Auditorium, jeder hält den Atem an. Vithoulkas macht eine Pause, wartet, und fängt an zu lächeln...)*

Nein, nein, das ist nicht passiert! *(befreites Lachen im Saal)* Sie schrieb mir einige Jahre später: «Ich bin damals nach London zurückgekehrt und habe mein Studium abgeschlossen. Vielen Dank für Ihren Rat.» Das bedeutet, mein Rat nahm ihr die Angst.

Wir müssen verstehen, dass solche Fälle nicht pathologisch sind. Erinnern Sie sich, was ich Ihnen sagte? Bei wirklichen Angstzuständen können Sie mit Beruhigung, Fragen, Trost, Unterstützung nicht mehr helfen, nein. Bei wirklichen Angst- oder Panikzuständen geschehen chemische Abläufe im Körper, die mit dem Verstand nicht mehr zu kontrollieren sind.

Bei manchen Fällen handelt es sich nur um Angst vor etwas Unbekanntem. Sobald man erklärt, was da geschieht, verschwindet das ganze Syndrom. Aber wir sprechen hier nicht über solche Fälle, denn solche Fälle werden für gewöhnlich von Psychologen oder Psychotherapeuten behandelt, und denen geht es dann recht gut. Sie bekommen Erklärungen etwa in der Art: «Sie haben Angst, weil Ihre Mutter sie als Kind geschlagen hat, und deshalb entwickeln Sie jetzt jedes Mal Angst, wenn Sie einer Mutter begegnen...» usw.

Aber diese Art von Fällen meine ich nicht. Ich spreche von Fällen mit schwerwiegender Pathologie, die schon bei Psychologen, Homöopathen und allen möglichen anderen Therapeuten gewesen sind.

Machen wir also mit unserer Differentialdiagnose der Mittel weiter.

Natrium muriaticum

Natriumchlorid

Geistes- und Gemütssymptome:

- Beschwerden durch **KUMMER**. **Stiller Kummer**.

- Vermeidet es um jeden Preis, verletzt zu werden.

- **Emotionale Verletzbarkeit**, die zu Introversion führt.

- Abneigung gegen Gesellschaft.

- Überempfindlich.

- **FURCHT VOR ZURÜCKWEISUNG**.

- Hysterisch, Weinen abwechselnd mit Lachen, unwiderstehliches Weinen zu unpassenden Zeiten.

- Unkontrollierbare Emotionen, verliebt sich in unpassende Personen.

- Kann in Gegenwart anderer nicht urinieren.

- **Traurig, kann aber nicht weinen.**

- **Verweilt gedanklich bei vergangenen, unangenehmen Ereignissen.**

KÖRPERLICHE SYMPTOME:

- **Kopfschmerzen**, «wie das Klopfen kleiner Hämmerchen».

- **Herpesartige Bläschen** um die Lippen.

ALLGEMEINE SYMPTOME:

- **Schlaflosigkeit** durch Kummer oder Gedanken an vergangene unangenehme Ereignisse.

- **VERLANGEN NACH SALZ**, Fisch, Mehlspeisen und Teigwaren.

- **Abneigung** gegen Fett, schleimige Speisen, **Hühnchen**.

- Schlaflage auf der linken Seite.

- **Abneigung gegen Sonne**, Lichtempfindlichkeit.

MODALITÄTEN:

- Besserung:
  Liegen in einem dunklen und ruhigen Zimmer.

- Verschlimmerung:
  DURCH TROST, 10.00 – 15.00 Uhr.

G.V.: Sprechen wir über die Angstzustände von *Natrium muriaticum*. Das Erste, das man bedenken muss, ist, dass es sich bei *Natrium muriaticum*-Fällen in der Regel um verschlossene Menschen handelt, denen es davor graut, öffentlich Gefühle zu zeigen. Sie haben die Vorstellung, sie könnten etwas tun, womit sie sich lächerlich machen. Von dieser Idee sind sie besessen. Es ist ihnen sehr wichtig, sich unter keinen Umständen lächerlich zu machen.

Angst Gefühle zu zeigen, könnte sich lächerlich machen, verschlossen

Der zweite Gesichtspunkt, an den wir denken müssen, ist die Furcht vor Zurückweisung. Diese Furcht ist enorm. Zurückweisung ist für sie unerträglich, so empfindlich sind sie. Selbst wenn Ihnen jemand mal keinen «Guten Morgen» wünscht. Wissen Sie, das kann ganz einfach passieren: Sie kommt in den Raum, und jemand anderes passt gerade nicht auf. Sie betritt den Raum, anderen ist das gerade nicht aufgefallen und sie sagen daher nicht «Guten Morgen». Das kann wehtun.

Furcht vor Zurückweisung

Die *Natrium muriaticum*-Pathologie ist eine Introversion, die aus einem Gefühl von grosser Empfindsamkeit gegenüber emotionalen Verletzungen herrührt. *Natrium muriaticum*-Patienten sind emotional sehr empfindlich, sie erfahren den Schmerz anderer und haben das Gefühl, dass jede Art von Zurückweisung, Lächerlichkeit, Demütigung oder Kummer für sie persönlich unerträglich wäre. Folglich erschaffen sie eine Mauer aus Unverletzlichkeit, verschliessen sich in ihrer eigenen Welt und ziehen es vor, die Kontrolle über ihre Lebensumstände zu behalten. Sie vermeiden es um jeden Preis, verletzt zu werden.

Das ist die Zusammensetzung, aus der sich Angstzustände entwickeln können. Wann entstehen diese? **Angst um die Gesund-** Für gewöhnlich, wenn sie Angst um ihre **heit wegen Furcht von** Gesundheit entwickeln. Es geht nicht so **anderen abhängig zu** sehr um den Gedanken an den Tod. Es ist **werden** die Furcht, im Leben hilflos zu werden, schwerwiegend zu erkranken.

«Ich werde einen Schlaganfall bekommen und dann im Rollstuhl landen, zur Hälfte gelähmt. Dann muss mich jemand anschauen in diesem Zustand, und andere müssen für mich sorgen.» Davor haben sie Horror. Aus diesem Grunde entwickeln sie nach und nach eine Angst, die jenseits aller Logik liegt. Sie rufen schon aus geringfügigen Gründen an: «Ich habe Folgendes: ...» Und sie wollen dann immer eine Erklärung. «Warum zuckt mein Augenlid?» oder «Ich glaube, ich habe einen Pickel. Warum habe ich diesen Pickel?»

Der Homöopath versucht, den Menschen zu beruhigen und lacht: «Ach, jeder hat hin und wieder mal einen Pickel..» Aber am nächsten Tag rufen diese Patienten wieder an, wegen etwas anderem, was ihnen Angst macht.

Diese Hypochondrie steht oft in Beziehung zur Pingeligkeit von *Natrium muriaticum*. Die Patienten werden von einem zwanghaften Bedürfnis getrieben, Verschmutzung zu vermeiden:

Ständig sind sie am Saubermachen, am Händewaschen und desinfizieren alles.

Bei *Natrium muriaticum* ist diese Pingeligkeit vor allem eine Furcht vor mikrobieller Verschmutzung, weniger das Gefühl von Ekel, wie wir es von anderen Mitteln her kennen *(Sulphur, Pulsatilla, Mercurius, Phosphor, Mezereum)*. Die *Natrium muriaticum*-Patienten äussern meist ihre Angst um ihre Gesundheit nicht selbst. Oft erfährt man aber von Freunden oder Angehörigen, dass sie in Fragen der Gesundheit achtsam sind.

Nach und nach kommt uns die Idee, dass da etwas ist, was wir eine «hypochondrische Angst» nennen. Eine hypochondri-

Hypochondrische Angst

sche Angst, von der solche Fälle überwältigt werden. Und sie bohren immer und immer wieder nach: «Was ist mit diesem Schmerz hier in meiner Seite?», «Was ist mit dieser Benommenheit, die ich verspüre?» Aber sie tun dies auf eine würdevolle Art und Weise.

Ich habe Ihnen von *Kalium arsenicosum* erzählt, die ihre Furcht nicht kontrollieren können. Wenn sie einmal dieses Stadium erreicht haben, dann «betrügt» sie ihr Körper. Auch wenn sie die Angst für sich behalten wollen, zeigt sie der Körper doch.

Bei *Natrium muriaticum* ist das Äusserste, was ihnen passieren kann, ein hysterisches Lachen. Es ist eine hysterische Reaktion, aber nicht in dem Ausmass wie der Zustand, den wir bei *Kalium arsenicosum* beschrieben haben.

Ich nenne Ihnen noch ein anderes Beispiel. *Natrium muriaticum*-Menschen sind in Bezug auf zwischenmenschliche Beziehungen sehr empfindlich. Die Meinung des anderen Menschen ist unglaublich wichtig. Es ist ihnen aber gleichermassen wichtig, sich gut zu benehmen. Sie möchten nicht ihre Integrität, ihre guten Manieren, eine bestimmte Ordnung verlieren. In diesen Bereichen sind sie empfindlich, und daher zeigen sie ihre Emotionen nicht.

Das Thema «emotionaler Schmerz», ob bei ihnen selbst oder bei anderen, wäre das Ende der Welt für sie. Sie sind völlig unfähig, anderen wissentlich Schmerz zuzufügen. Aus diesem Grunde sind sie sehr ernst. Sie können keine Witze machen, die versehentlich jemand anderes lächerlich machen würden. Auf andere können sie kalt und übermässig objektiv wirken, weil sie so darauf bedacht sind, ihre eigene emotionale Verletzbarkeit nicht zu offenbaren oder andere nicht zu verletzen. Dies, verbunden mit dem Verantwortungsgefühl von *Natrium muriaticum*, führt zu Schuldgefühlen, die im Leben solcher Menschen ein stark motivierender Faktor werden.

In der Regel sind sie der Kummerkasten, an den sich andere in Not wenden. Die emotionale Empfindsamkeit und das Verantwortungsgefühl führen *Natrium muriaticum*-Menschen beruflich bereitwillig in Bereiche wie Counselling, Psychotherapie, Seelsorge usw. Während sie sich voller Anteilnahme das Leiden anderer anhören, bewahren sie ihre Objektivität und scheinen sehr stark zu sein. Innerlich absorbieren sie den Schmerz der anderen jedoch, und verweilen später gedanklich dabei. Insbesondere beschäftigt sie die Frage: «Wie würde ich mich in einer solchen Situation verhalten? Würde ich in der Lage sein, das auszuhalten?»

Wenn *Natrium muriaticum*-Menschen in einer Beziehung anfangen das Gefühl zu bekommen, dass der Partner an ihnen nicht mehr so sehr interessiert ist – sie nehmen es sehr

Verschlossen, lässt sich die Angst nicht anmerken

intensiv wahr, wenn der andere ihnen nicht mehr so viel Aufmerksamkeit widmet – dann entwickeln sie sofort diese Angst: «Vielleicht liebt er mich nicht mehr...» Das behalten sie aber für sich, innen drin. Sie ertragen es, lassen sich nichts anmerken. Sie versuchen so gut wie möglich zu vermeiden, auch nur Anzeichen dafür sichtbar werden zu lassen, dass sie eifersüchtig sind.

Sie vermeiden es, (Eifersuchts-)Szenen zu machen. Sie vermeiden, vermeiden, vermeiden. Eine Woche lang, zwei Wochen lang, Monate lang, ein bis zwei Jahre lang. Aber die Angst entwickelt sich weiter, und die Hinweise oder Signale steigern sich und werden mehr. «Er liebt mich nicht. Er liebt mich nicht. Er liebt mich nicht, denn wir waren in diesem Restaurant und er hat sich immer wieder umgeschaut, um alle diese schönen Frauen anzusehen. Es gab schöne Frauen dort, und er hat sie alle angeschaut...».

All dies, alles was in diesem Bereich geschieht, verbergen sie in sich drin, weil ihre Furcht vor Zurückweisung anfängt aufzusteigen und gleichzeitig die Angst grösser wird.

Und was passiert? Innerhalb eines Tages geht die ganze Kontrolle verloren, die ein bis zwei Jahre lang Bestand hatte, und es beginnt eine Art von hysterischer Reaktion. Wie wird diese hysterische Reaktion aussehen? Schauen Sie: Das Problem von *Natrium muriaticum* besteht darin, dass er sich nicht ausdrücken kann. Wenn man nicht ausdrücken kann, was man innerlich empfindet, dann fängt man an, sich zu beobachten. Was immer man tut, was immer man sagt.

Kontrollverlust mit hysterischer Reaktion

Natrium muriaticum-Menschen beobachten sich und denken: «Sieh nur, wie lächerlich ich mich mache.» Sie fangen zum Beispiel einen Streit, eine Auseinandersetzung an und beobachten sich gleichzeitig dabei und denken: «Sieh nur, wie lächerlich ich geworden bin.»

Je mehr sie kritisieren, desto lächerlicher werden sie. Und je lächerlicher sie werden, desto mehr kritisieren sie, bis sie beinahe mit einer Überreaktion durchdrehen. Der andere Mensch wundert sich: «Was um alles in der Welt geschieht hier?»

Er hat keine Ahnung, weil *Natrium muriaticum* dies alles so lange in sich drin behalten hat. Und plötzlich weinen sie, versuchen unter Schwierigkeiten, etwas zu formulieren. Sie haben nicht gelernt, ihren Gefühlen Ausdruck zu verleihen. Wie können sie also unter solcher Belastung etwas äussern? Es klappt überhaupt nicht. Sie bringen nur einzelne unzusammenhängende Worte hervor. Und die ganze Szene bekommt eine schreckliche Lächerlichkeit. Ihrer Meinung nach haben sie sich komplett zum Trottel gemacht.

Am nächsten Tag sind sie krank. Am nächsten Tag sind sie depressiv und haben Angst. Sie schwören, dass sie nie wieder eine Verbindung eingehen, dass sie nie wieder eine solch enge Beziehung haben werden. Der Zustand, der sich in ihrem Inneren entwickelt, ist so schmerzhaft, dass eine Auflösung hermuss. Es entwickelt sich eine Art von Gleichgültigkeit.

Nach und nach sieht man einen *Natrium muriaticum*-Menschen, der wie ein empfindsames Organ ist: Eine Berührung führt zu einer Reaktion. Jede Berührung führt zu innerlichen Reaktionen, zu Emotionen. Schliesslich sieht man, wie sich die Gefühle verkrampfen, taub werden, und dann kommt keine Reaktion mehr, sie können nicht mehr reagieren. Und dann erscheint die Gleichgültigkeit.

Eine Art von Gedächtnisverlust beginnt. *Natrium muriaticum* ist eines der Hauptmittel im Anfangsstadium von Morbus Alzheimer. Denn dem Kummer wurde kein Ausdruck verliehen. Er wurde verwandelt in Gleichgültigkeit und Gefühllosigkeit.

Ich würde es nicht Unterdrückung von Gefühlen nennen. Es ist ein Abtöten der Gefühle, bis sie nicht mehr existieren. Zusammen damit fangen sie an, ihr Gedächtnis zu verlieren. Sie haben keine Erinnerungen mehr. Sie möchten sich nicht mehr erinnern. Alles ist vergessen, die Vergangenheit ist vergessen. Sie treten ein in einen Zustand zwischen Amnesie und Angst.

Interessanterweise haben *Natrium muriaticum* während dieses Prozesses hin und wieder das Gefühl, dass alles verloren ist. Langsam, langsam wird *Natrium muriaticum* bewusst, dass dieser wertvolle Mensch, dem sie so nahe waren und den sie liebten, sie zurückgewiesen hat. Sie haben innerlich die Vorstellung, dass alles verloren ist. Dies führt zu einer entsetzlichen Angst, bezogen auf die ganze Welt. Sie haben das Gefühl, dass die ganze Welt zerstört, verloren sein wird.

Angst mit dem Gefühl, alles sei verloren und die Welt werde zerstört

Das ist keine logische Schlussfolgerung. Das hat nichts mit dem Bewusstsein zu tun, dass bei den meisten von uns heute vorherrscht: Wenn es auf der Welt so weitergeht wie zur Zeit, wo einer den anderen umbringt, dann läuft die Welt auf eine grosse Katastrophe zu. Aber bei *Natrium muriaticum* handelt es sich um einen Angstzustand, wo sie das Gefühl haben, alles verloren zu haben, und dass die ganze Welt verloren sein wird, dass die ganze Welt zerstört wird.

Wegen des ständigen Kummers kann sich *Natrium muriaticum* also in diese Richtung entwickeln. Wir benutzen den Ausdruck «stiller Kummer», was bedeutet, dass dem Kummer kein Ausdruck verliehen wird. Ich habe Kummer, aber ich spreche nicht darüber. Ich tue so, als sei nichts geschehen. Aber der Organismus akzeptiert das nicht. Was tut der Organismus? Er verändert die chemischen Reaktionen. Wir benötigen Salz. *Natrium muriaticum* braucht ständig Salz. Warum? Weil er keinerlei Salz absorbiert.

Wir brauchen Salz für unser Nervensystem. Oft nimmt man kein Salz zu sich, weil man in einem Buch gelesen hat, dass Salz ungesund sei: Es führe zu hohem Blutdruck und allen möglichen anderen schlimmen Sachen. Also reduziert man die Salzaufnahme. Was tut der Organismus? Er geht in Depression. Das bedeutet, man kann den Organismus nicht manipulieren.

Können Sie sich vorstellen, wie empfindlich diese Menschen auf der emotionalen Ebene sind? Das Nervensystem, das Zentrale Nervensystem, das, was wir die Emotionen nennen, ist sooo empfindsam, dass es ganz leicht eliminiert, getötet, verletzt werden kann.

Wenn Sie also jemanden haben, der leicht verletzlich ist, egal ob es sich um Ihre Kinder handelt, Ihre Kollegen, Patienten oder Menschen unter Ihrer Leitung – sagen Sie nicht: «Hör auf zu weinen. Du bist erwachsen. Tu dies, tu das...» etc. Das Beste ist homöopathische Behandlung. Wenn jemand kommt und sagt: «Ich hatte einen Streit mit meinem Freund. Ich will ihn nie wieder sehen. Ich schwöre, dass ich nie wieder eine Beziehung eingehen werde!» und so weiter, dann ist das Beste, was Sie als Freund oder Homöopath sagen können, ungefähr so etwas: «Ach, mein Gott, ich hatte einmal genau das Gleiche! Und ich habe geweint und geweint, und hatte dies und das...»

Dann wird *Natrium muriaticum* nach und nach klar, dass sie nicht alleine sind. Denn, wissen Sie, *Natrium muriaticums* empfinden eine Isolation. Sie haben diese Vorstellung «Keiner soll es wissen.» Dieses «Keiner soll es wissen» bedeutet doch Isolation, oder? Wenn Sie ihnen das Gefühl geben, dass andere auch so fühlen, dann brechen *Natrium muriaticums* vielleicht (am Anfang) in hysterisches Weinen aus, aber nach und nach lernen sie, wie man weint.

Wenn man einem konstitutionellen *Natrium muriati-cum*-Fall dieses Mittel gibt, jemandem, der wiederholt Kummer durchlitten hat, dessen Gefühle betäubt sind, und man wirklich mitten ins Schwarze trifft, was ist dann die erste Reaktion?

Die Patienten erzählen dann Dinge wie: «Ich habe zwei ganze Tage lang geweint.» Viel, viel Weinen. Das ist eine positive Reaktion! Die Gefühle kommen zurück, das ist die beste Reaktion! Ach, wissen Sie, heutzutage haben wir alles auf den Kopf gestellt. Heutzutage werden Menschen, die weinen, als Schwächlinge angesehen...

Auf diese Art und Weise entwickelt sich die Pathologie in *Natrium muriaticum*, wegen dieser Kontrolle durch den Verstand. Ich weiss nicht, welcher Mechanismus da greift. Der Verstand ist gesund. Sie sind voller Einfühlungsvermögen. Das kann man zum Beispiel bei *Natrium muriaticum*-Kindern beobachten.

Bei einem Kinderfest sitzen die *Natrium muriaticums* irgendwo abseits der anderen Kinder und sehen zu. Sie spielen nicht mit, sie rufen nicht und tanzen nicht mit. Sie beobachten, und durch die Beobachtung begegnen sie ihren eigenen Gefühlen. Und sie haben solch starke Gefühle! Das kann man kaum glauben! Die Emotionen sind so stark, weil sie eigentlich nicht kontrolliert werden können. Davor hat *Natrium muriaticum* solche Angst.

Zeigt Emotionen nicht aus Angst vor Kontrollverlust

«Wenn ich alle meine Gefühle zeige, wenn ich alles zeige, was ich wirklich für diesen Mann empfinde, dann werde ich es nicht mehr kontrollieren können, und dann werde ich es übertreiben, wird es im Übermass geschehen...» etc.

Sehen Sie die Pathologie der einzelnen Arzneimittel, wie sie sich entwickelt, wie die Zustände entstehen? *Natrium muriaticums* sind sehr einfühlsam. Wenn jemand lacht, können sie sich sofort beherrschen. Schauen Sie: Es gibt Arzneimittel, die glauben, andere lachen mit ihnen.

Wenn *Lachesis* oder *Calcium carbonicum* jemanden lachen sehen, dann nehmen sie an, der andere lacht mit. Aber nicht *Natrium muriaticum*!

Natrium muriaticum weiss genau, warum der andere eine Bemerkung macht, warum er lacht, warum er tut, was er tut.

Auslöser: emotionelle Verletzung

Sie sind einfühlsam, und sie sind sehr realistisch. Sie sehen also die Entwicklung der Pathologie der verschiedenen Mittel.

Natrium muriaticum ist eines der Hauptmittel für die Entwicklung einer Pathologie aufgrund emotionaler Verletzungen.

NITRICUM ACIDUM

Salpetersäure

GEISTES- UND GEMÜTSSYMPTOME:

- **ANGST UM DIE GESUNDHEIT**, Furcht vor Krankheit, Krebs, Tod.
- Eine Plage, der schlimmste Patient, den ein Behandler haben kann.
- Unversöhnlich, grollt.
- **NIHILISTISCH**.

KÖRPERLICHE SYMPTOME:

- **Stechende, splitterartige Schmerzen**, wo Haut und Schleimhaut aneinander grenzen.
- **Risse** Lippen, Mundwinkel.
- **Warzen**, Fissuren in den Nasenlöchern. Warzen an den Lippen.
- Übelriechende Absonderungen, der Urin riecht wie **Pferdeharn**.
- Knacken im Kiefer beim Kauen.

ALLGEMEINE SYMPTOME:

- Fröstelig.
- Verlangen Fett, Salz, unverdauliche Dinge.
- Unerquicklicher Schlaf, erwacht um 02.00 Uhr.

155

G.V.: Nitricum acidum ist ein sehr nützliches Mittel bei reiner Angst um die Gesundheit. Angst um die Gesundheit in einem Ausmass, dass er extrem hypochondrisch wird. Was

Angst um Gesundheit, hypochondrische Furcht vor Krebs

bedeutet das? Er ist *Natrium muriaticum* ein bisschen ähnlich, aber auf andere Art und Weise.

Wenn *Nitricum acidum*-Patienten erst einmal dieses Stadium der Angst erreicht haben, dann sind sie überzeugt davon, Krebs zu haben. Furcht vor Krebs ist ihre Hauptangst. Was meinen wir, wenn wir von hypochondrischer Angst sprechen? Ich nenne Ihnen ein Beispiel.

Ein *Nitricum acidum*-Patient sucht einen Arzt auf und bittet um eine Untersuchung. Der Arzt fragt: «Was fehlt Ihnen, was ist Ihr Problem?» – «Manchmal habe ich hier Stiche.» – «Was noch?» – «Ich habe... Und es gibt... Von Zeit zu Zeit spüre ich eine Schwäche...» usw. Der Arzt hört sich das an, willigt ein, ihn zu untersuchen und stellt fest, dass dem Patienten nichts fehlt. «Es geht Ihnen gut, Sie sind gesund, Sie können nach Hause gehen.»

Aber *Nitricum acidum*-Patienten werden das nie akzeptieren. Sie denken: «Der Arzt weiss gar nichts. Ich habe mit

Patient ist überzeugt Krebs zu haben

Sicherheit Krebs.» Und daher suchen sie einen anderen Arzt auf. Dieser gibt ihnen die gleiche Antwort. Der Patient ist aber

überzeugt: «Ich habe Krebs, der nur im Moment nicht entdeckt werden kann. Ich bin mir aber sicher, dass er in Zukunft gefunden werden wird.»

Er ist völlig davon überzeugt, Krebs zu haben, geht weiterhin von einem Arzt zum anderen, bis er bei einem Homöopathen landet. Der Homöopath erkennt nicht, dass es sich um einen *Nitricum acidum*-Fall handelt und gibt ihm *Natrium muriaticum*, *Agaricus* oder sonst ein Mittel. Und der Patient ruft den Behandler weiterhin an und fragt: «Warum habe ich das? Warum habe ich dies? Ich spüre dieses oder jenes in meinem Körper und muss untersucht werden. Wann kann ich zur Untersuchung kommen?»

Ein *Nitricum acidum*-Patient kommt gerne täglich zur Untersuchung. Es spielt keine Rolle, wie oft man ihm sagt, dass er nichts hat – er fühlt dennoch, dass da ein Problem ist. Diese Furcht ist total verrückt.

Ich hatte einmal einen Fall, dem ich sagte: «Ich glaube, Sie haben Krebs.» Und der Patient sagte: «Ich wusste es!» *(Teilnehmer lachen)* Aber ich sah, wie sich seine Gesichtsfarbe veränderte! Ich meine, er wurde zehnmal ängstlicher als er sowieso schon war, und im Verlauf des Gesprächs geriet er beinahe in einen Panikzustand. «Ich habe Krebs. Natürlich. Ich wusste es. Wenigstens ist das ein guter Behandler. Er hat ihn endlich gefunden. Ich werde sterben.»

Dadurch erkannte ich das Ausmass, das diese Furcht von *Nitricum acidum* annehmen kann. Natürlich vergessen sie das total und kommen nie wieder zu Ihnen zurück, wenn Sie ihnen erst einmal *Nitricum acidum* in einer hohen Potenz gegeben haben... *(Gelächter)*

Aber bevor Ihnen klar wird, dass dies ein *Nitricum aci-dum*-Fall ist, werden diese Patienten Sie foltern. Sie kommen immer und immer wieder, berichten: «Nun habe ich dies» oder «Nun habe ich das...» Sie entdecken neue Symptome in ihrem Körper, neue Signale. «Hier habe ich einen Naevus - schauen Sie ihn sich an!»

Wie immer ist es wichtig sich zu vergegenwärtigen, dass

Furcht vor dem Tod viele der körperlichen Symptome verschwinden können, wenn die Symptomatik erst einmal die tiefer gehenden Ebenen erreicht. Wenn die Angst um die Gesundheit und die Furcht vor dem Tod zu einer ständigen Qual

Körperliche Symptome verschwinden proportional zur Steigerung der Ängste werden, finden wir vielleicht keinen üblen Fussgeruch mehr, oder kein Verlangen mehr nach Fett und Salz, selbst wenn der Patient sie nicht aus Gründen der Gesundheit unterdrückt hat. Die körperlichen Symptome verschwinden proportional zur Steigerung der Ängste.

Das Interessante ist, dass *Nitricum acidum* Ihnen nicht zeigen wird, dass er sich Sorgen macht. Er sagt: «Es ist mir egal, ob ich sterbe», aber innerlich macht er sich recht viele Sorgen um einen eventuellen Zusammenbruch seiner Gesundheit. Durch dieses Gefühl im Inneren, zusammen mit der

Zweifelt an Genesung körperlichen Schwäche, verspürt er hinsichtlich seiner Gesundheit ein Gefühl von Niederlage. Er kommt letzten Endes zu dem Schluss, dass man nichts für ihn tun kann. Daher gibt es auch bei *Nitricum acidum* ein Gefühl von Verzweiflung in Bezug auf die Genesung, allerdings nicht so deutlich wie bei *Calcium carbonicum* oder bei *Arsenicum*.

Die Angst ist innerlich, aber sie ist anhaltend und stark. Die Patienten kommen jedoch nicht in die Praxis und sagen: «Ich habe Angst um meine Gesundheit!» Nein, denn es ist keine Angst im eigentlichen Sinne. Es ist vielmehr die Überzeugung, Krebs zu haben. Es ist nicht wirklich Angst. Die Patienten würden es nicht als Angst bezeichnen.

Es ist schwierig, den *Nitricum acidum*-Patienten mit einem Wort umfassend zu beschreiben, aber wenn ich mich auf eines beschränken müsste, so würde ich das Wort «Plage» verwenden. Aufgrund seiner ständigen innerlichen Unzufriedenheit hat *Nitricum acidum* diese Wirkung auf andere. Diese Patienten sind immer unzufrieden und ihnen geht es immer schlecht. Sie sind nie zufrieden, selbst unter den freudigsten Umständen nicht. Sie geraten so in einen Zustand, der dazu führt, dass andere kein Verlangen nach ihrer Gesellschaft mehr haben. Es ist keine Freude, solche Menschen um sich zu haben, und daher werden sie von anderen oft als «Plage» beschrieben.

Nitricum acidum ist auch kein sensibler Patient. Er gehört vielmehr zu der Kategorie Menschen, in deren Leben sich alles nur um sie selbst dreht. Es ist eine Art ichbezogener Zustand. «Ich bin der Mittelpunkt der Welt, alles andere dreht sich um mich. Und alles, was ich tue, muss ich tun, um keinen Krebs zu bekommen.»

Sie wären überrascht, wie viel die tun. Sie springen auf alles an, was angeblich gut für die Gesundheit ist. Hören sie von etwas, das gut für den Kreislauf ist, so nehmen sie es ein. Wenn jemand ihnen etwas empfiehlt, das gut für die Verdauung ist, verwenden sie es auch. Nach und nach haben sie eine ganze Sammlung von Kräutern, Arzneien usw. und nehmen jeden Morgen eine grosse Menge Arzneien ein, um sich gut und im Frieden zu fühlen.

Diese Menschen entwickeln eine Art Unversöhnlichkeit. Dies ist für *Nitricum acidum* sehr charakteristisch. Er kann kein Unrecht vergessen, das ihnen angetan wurde. Wenn derjenige, der das Unrecht begangen hat, dann sagt: «Es tut mir leid. Ich habe einen Fehler gemacht. Ich war so gereizt, deshalb habe ich diese Dinge gesagt», dann antwortet *Nitricum acidum* zwar: «Ja, ja, schon gut, ist mir egal.» Aber innerlich wird er niemals vergeben.

Ein weiteres Charakteristikum von *Nitricum acidum* ist die schlechte Stimmung morgens nach dem Erwachen. Der Morgen ist seine schlimmste Zeit.

Bei *Lycopodium* ist die schlimmste Zeit zwischen 16.00 und 20.00 Uhr, wie auch bei *Helleborus*.

Aber bei *Nitricum acidum* ist diese schlimme Zeit morgens, nach dem Erwachen. Er erwacht in einem psychisch so schlechten Zustand, dass er noch nicht einmal «Guten Morgen» sagen will.

Nitricum acidum hat einen wenig erholsamen Schlaf. Er erwacht morgens, ist sehr ärgerlich, gereizt und müde. Jedes der Arzneimittel für unerquicklichen Schlaf hat seine eigenen, einzigartigen Qualitäten. *Nitricum acidum* ist so reizbar zu dieser Tageszeit, dass man ihn noch nicht einmal grüssen kann.

Ich erinnere mich an einen *Nitricum acidum*-Fall, der in einem Geschäft arbeitete. Die Kunden sagten beim Betreten des Ladens natürlich: «Guten Morgen!» Er murmelte lediglich ein grummeliges «...Morgn...».

Es war einfach zu schwierig für ihn, morgens zu sprechen. *Nitricum acidum* erscheint morgens alles dunkel und verzweifelt zu sein. Manchmal muss man sich diese Informationen von den Angehörigen besorgen. Der Patient erzählt dies nicht geradeheraus, weil ihm nicht klar ist, dass seine Krankheit für ihn zu einer Philosophie geworden ist. Er denkt sich: «Warum soll ich morgens jemanden grüssen?» Er hat sich sein Bild über das Leben gemacht und sieht keinen anderen Standpunkt. Der Patient nimmt diese Einschränkung der Freiheit nicht wahr. Trotz alledem ist der schlimmste Zustand, in den der Patient geraten kann, die Furcht vor dem Tod.

Bei wirklicher Geisteskrankheit ist dieses Mittel in aller Regel nicht indiziert.

(Ende des Seminartages. Langanhaltender Applaus.)

(2. Seminartag)

G.V.: Sie müssen verstehen, dass die Arzneimittel, die ich Ihnen hier nenne, nicht die einzigen sind, die Panikattacken und Angstzustände haben. Das ist mir wichtig. Es gibt natürlich viele andere Arzneimittel, die auch Panikattacken haben. Sie sollten sich ausserdem auch darüber im Klaren sein, dass es neben den von mir genannten Differenzierungspunkten auch andere Dinge gibt, mittels derer man zwischen Mitteln unterscheiden kann. Diese Punkte können anderen Bereichen angehören, wie zum Beispiel Verlangen und Abneigungen, Durst, Pathologie etc.

G.V.: Ich gebe Ihnen mal ein Beispiel: Panikattacken, die für gewöhnlich nachts auftreten. An welches Mittel würden Sie denken?

TN: *Stramonium*.

G.V.: Okay. Wenn Sie nun zusätzliche Informationen vom Patienten bekommen, nämlich dass die Anfälle vor allem so um 01.00 Uhr, 02.00 Uhr auftreten, und dass auch andere Symptome sich um diese Zeit verschlimmern, was ist dann das Mittel? Verschlechterung von Mitternacht bis 01.00 Uhr morgens?

TN: *Arsenicum!*

G.V.: Ja. Und wenn die Verschlimmerung ein wenig später auftritt, so um 02.00 Uhr, 03.00 Uhr? Panikattacken zu dieser Zeit?

TN: *Kalium arsenicosum*.

G.V.: Ja, *Kalium arsenicosum* oder *Kalium carbonicum*. *Kalium carbonicum* kann auch Panikzustände haben, vor allen Dingen während der Verschlimmerungszeiten dieses Mittels. Aber häufig werden diese Zeiten nicht genau angegeben. Es kann sich also auch bei einer Panikattacke um 01.00 Uhr um einen *Kalium arsenicosum*-Fall handeln. Sie brauchen also auch noch andere nützliche Differenzierungspunkte.

Kalium arsenicosum hat zum Beispiel nicht die Ruhelosigkeit von *Arsenicum*. Wenn also ein Patient von Panikzuständen so um ein oder zwei Uhr morgens erzählt, dann fragen Sie: «Stehen Sie dann auf?» – «Nein, ich stehe nicht auf, ich bleibe einfach im Bett, während der Zustand anhält.»

Ein weiterer Differenzierungspunkt für *Kalium arsenicosum* ist, dass er nicht das Bedürfnis nach häufigen kleinen Schlucken von Flüssigkeit hat.

G.V.: Sprechen wir mal von einem anderen differentialdiagnostischen Punkt. Jemand erzählt von seinen Panikattacken. Er hat Durst. Er braucht kaltes Wasser. Was ist das Mittel? Panikattacken mit Durst auf viel kaltes Wasser?

TN: *Phosphor*!

G.V.: Ja, *Phosphorus*.

Nun: eine Panikattacke mit Durst auf warmes Wasser: *Arsenicum*. Aber manchmal hat *Arsenicum* auch Durst auf kaltes Wasser. Beide, *Phosphor* und *Arsenicum*, haben innerliches Brennen. Und kaltes Wasser bessert dieses Brennen.

Ein Homöopathie-Schüler sollte also versuchen, das gesamte Bild zu erfassen, welches den physischen Körper, den emotionalen Körper und den geistigen Körper umfasst. Wir müssen so viele Informationen sammeln, wie wir bekommen können.

Denn wir haben nicht von allen unseren Arzneimitteln Informationen zu allen diesen Ebenen. Die Mittel, von denen ich hier spreche, sind diejenigen, die Sie am häufigsten benötigen werden. Aber ich erzähle Ihnen ein Geheimnis: Wenn Sie diese Mittel wirklich lernen, diese häufig vorkommenden Mittel, dann werden Sie 95 % Ihrer Fälle damit abdecken. Die Tragödie in der Homöopathie besteht darin, dass Leute oder Schüler die eigentümlichen Mittel lernen wollen, bevor sie die Grundlagen beherrschen.

Sie interessieren sich für die Symptome von Tigermilch und *Lac delphinum*, all diesen Dingen, die sich derzeit entwickeln. Und dann stellt man diesen Leuten einen einfachen *Calcium carbonicum*-Fall vor, fragt sie nach dem benötigten Arzneimittel, und sie antworten dann: «*Cajuputum*!» *(Gelächter im Publikum)*

G.V.: Kennen Sie *Cajuputum*? Das ist ein homöopathisches Arzneimittel, ein sehr gutes Mittel, das auch Panikattacken hat. Was wissen wir über *Cajuputum*? Was wissen wir wirklich über *Cajuputum*? Eines der Symptome ist ein Gefühl, als sei die Zunge geschwollen, als fülle sie den ganzen Mund aus, was zu Panikanfällen führt. Das ist *Cajuputum*. Es ist gut, das zu wissen. Das ist eine verlässliche Information.

CAJUPUTUM
Cajeputöl

GEISTES- UND GEMÜTSSYMPTOME:

- Hysterisch.

- **Hysterisches Gefühl, einen Erstickungsanfall zu bekommen**.

- Fixe Ideen.

- Verwirrtheitsgefühle.

- Gefühl, als sei der ganze Körper vergiftet worden,

- als hätte er zu viel Bier getrunken,

- als könne er sich nicht zusammenreissen.

KÖRPERLICHE SYMPTOME:

- Nervöser Schwindel, Kopfschmerzen, nervöses Erbrechen.

- **Spasmodische Zusammenschnürung des Ösophagus**.

- **GEFÜHL VON GESCHWOLLENER ZUNGE**, die den ganzen Mund auszufüllen scheint.

- Schluckauf, Blähungskoliken.

- Unterdrückte Menstruation.

- Epilepsie.

- Hysterie, (wahrscheinlich hysterische) Lähmung, und andere nervöse Beschwerden.

- **Schluckauf**, der durch die geringste Provokation auftritt – hysterischer Schluckauf.

ALLGEMEINE SYMPTOME:

- **Gefühl von Vergrösserung und Würgen.**

- **Plötzliche Rötung des knorpeligen Gewebes**, z.B. Ohrläppchen oder die Nasenflügel.

- Reichliche Schweissabsonderung.

- Die Symptome kommen und verschwinden plötzlich, verschwinden plötzlich beim Essen.

MODALITÄTEN:

- Besserung:
  Frische Luft.

- Verschlimmerung:
  Nachts, am frühen Morgen, vor allem um 05.00 Uhr.

G.V.: *Cajuputum* ist vor allem ein hysterisches Mittel, mit Ängsten und fixen Ideen als Charakteristika. Es hat zwei Haupt-leitsymptome. Zum einen das Gefühl von Vergrösserung: Die Patienten haben überall das Gefühl von Vergrösserung oder dass Teile des Körpers vergrössert sind, vor allem der Kopf. Wenn sie nach unten blicken, scheint die Nase vergrössert und aus dem Gesicht hervorzustechen. Die Zunge kann sich so geschwollen anfühlen, dass sie scheinbar den ganzen Mund ausfüllt. Zum an-

Gefühl zu ersticken führt zu einem Panikzustand

deren hat der Patient das anhaltende, hysterische Gefühl zu würgen und folglich zu ersticken, was zu einem Panikzustand führt.

Die Arzneimittelprüfungen erzählen von einer spasmodischen Zusammenziehung des Ösophagus, welche beim Versuch feste Speisen zu schlucken schlimmer wird. Die Hysterie von *Cajuputum* ist eine Mischung aus hysterischer Atemnot und hysterischem Würgen. Das exzes-sive Schwellungsgefühl der Zunge löst im Patien-ten zusammen mit dem würgenden Gefühl das Gefühl aus, dass er nicht mehr lange atmen

Schwellungsgefühl der Zunge verursacht Würgen mit Angst, nicht mehr lange atmen zu können

können wird. Dieser *Cajuputum*-Zustand wurde bestätigt durch Heilungen von «nervöser Dyspnoe», wie Hering sie nannte.

Die Angst rund ums Würgen und Atmen zwingt den Patienten, überallhin eine Flasche Wasser mitzunehmen und von Zeit zu Zeit daraus zu nippen. Er hat keinen Durst, trinkt aber, um sicherzu-gehen, dass er noch schlucken und atmen kann. Wenn er nicht ständig Wasser bei sich hat, empfindet er grosse Unsicherheit.

Aber andere Informationen, die man zum Beispiel durch Meditation über ein Mittel erlangt... Wussten Sie, dass es ein Mittel gibt, das aus der Berliner Mauer hergestellt wurde? Es heisst «Berliner Mauer». *(Gekicher)* Das wussten Sie nicht? Sie scheinen aber ziemlich rückständig zu sein... *(Gelächter)*

Ich war fassungslos! Ich fragte: «Was haben Sie gemacht? Haben Sie ein Stück der Berliner Mauer genommen und es potenziert?» – «Oh nein, oh nein.» – «Nun, was haben Sie denn dann gemacht?» – «Nun, wir nahmen etwas Zucker und sassen vor der Berliner Mauer im Kreis um den Zucker herum, und wir meditierten, um herauszufinden, welche Symptome zu diesem speziellen Zucker gehören, der vor der Berliner Mauer steht.» *(Gekicher)*

Ich sagte: «??! Und was werden Sie damit tun?»

Die antworteten: «Wir werden es Menschen geben, die geschieden sind.» *(Gelächter)* Jaja, um sie wieder zusammenzubringen...

Ist das zu glauben?! Ich meine, solche Dinge machen mich nicht nur wütend, sondern ich bekomme auch viel Angst! Ich gerate in einen Panikzustand! *(Teilnehmer lachen)* Und das Wichtigste ist: Dafür kenne ich kein Mittel! Welches Mittel soll ich nur nehmen, um mich davon zu beruhigen? *(Das Publikum brüllt vor Lachen)*

Sehen Sie unser Problem? Lernen Sie die Grundlagen! Wenn Sie einmal die Grundlagen erlernt haben, wenn Sie Experten geworden sind, wenn Sie erst einmal alles gelernt haben, dann ist es legitim, weiter zu gehen und weiter zu forschen.

Aber diese Forschungen sollten mit unseren Gesetzen in Einklang stehen. Ich werde Ihnen sehr bald erklären, wie das vonstatten gehen sollte.

Wenn Sie eine neue Arzneimittelprüfung durchführen möchten, dann lesen Sie das Organon. Hahnemann sagt, alle Stoffe können Symptome hervorrufen, solange man sie in genügender Menge einnimmt. Möchten Sie Gurke prüfen? *(Teilnehmer kichern)* Prüfen Sie Gurke! Sie müssen aus Gurken Saft pressen und davon täglich fünf Liter trinken. Dann bekommen Sie Symptome! Wie zum Beispiel Übelkeit usw. ... *(Teilnehmer kichern)*

Ich meine, so prüft man ein Mittel. Nicht, indem man eine Gabe *Schokolade* in der C 12 nimmt und dann ein ganzes Buch voller Symptome veröffentlicht. Ich sagte mir: «Mein Gott, wenn das wahr ist, dann würde das ja heissen, dass wir jedes Mal, wenn wir ein falsches Mittel geben, eine riesige Menge an Symptomen sehen müssten.»

Aber nach meiner Erfahrung ist es so, dass ein Patient, der das falsche Mittel erhalten hat, wiederkommt und sagt: «Es hat sich nichts getan! Ich habe überhaupt nichts verspürt.» Das ist etwas anderes. Wie kann es sein, dass mit nur einer Gabe C 12 bei einer Arzneimittelprüfung 1000 Symptome herauskommen?

Wenn Sie mich nun fragen: «Ja, aber Schokolade enthält doch Coca und andere Dinge, warum sollte das keine Symptome haben?», dann antworte ich: «Natürlich hat Schokolade Symptome!»

Aber wenn Sie eine wirkliche Arzneimittelprüfung von Schokolade durchführen wollen, dann fahren Sie erst einmal im ganzen Land herum und finden Sie Menschen, die empfindlich oder allergisch auf Schokolade sind.

Sammeln Sie dann zunächst ihre vorhandenen Symptome, geben Sie ihnen dann eine Gabe *Schokolade* C 30 und schauen Sie, ob einige der Symptome verschwinden. Auf diese Weise können Sie mich überzeugen, dass die 1000 Symptome zum Mittel und nicht zu Ihrer Phantasie gehören. Mit diesen Dingen müssen wir sehr vorsichtig sein.

Ich bedaure, solche Sachen sagen zu müssen. Ich habe mit vielen medizinischen Hochschulen zu tun. Wussten Sie, wenn man erst einmal auf dieser Ebene angekommen ist, dass das Erste, was diese Leute einen fragen, ist: «Was denken Sie darüber? Was halten Sie davon? Wie stehen Sie zu diesen verrückten Ideen?» Sie wussten über alles Bescheid, was sich tut! Als ich an der Universität Bonn lehrte, fragten sie dort: «Sagen Sie mal: Wir haben gehört, wenn jemand ein gestreiftes Hemd trägt, dann ist sein Mittel ‚Zebra'. Wie denken Sie darüber?» *(Gelächter)*

Ich meine, wo sind wir denn?! Ich hörte so etwas zum ersten Mal, und der Mann, der mich befragte, war der Professor für Innere Medizin an der Bonner Hochschule! Ich sagte: «Davon weiss ich nichts. Das ist totaler Quatsch.» Er stellte eine weitere Frage: «Was sagen Sie dazu, dass Kollegen von Ihnen behaupten, ein Lied potenzieren zu können?» – «Ein Lied potenzieren? Davon weiss ich nichts!»

Es tut mir leid, aber das ist völliger Unfug! Wenn wir wirklich professionell sein wollen, müssen wir zurück zu den Grundlagen. Wenn Sie wirklich Menschen behandeln und Erfolge sehen möchten, dann müssen Sie diese Grundlagen erlernen.

Ich möchte Ihnen raten, die vierjährige Ausbildung zu machen, mit ungefähr 500 Stunden. Dann haben Sie eine solide Basis in unserer Wissenschaft. Ansonsten erhalten Sie nur Fragmente. Was kann ich Ihnen in zwei Tagen geben? Kann ich Ihnen in dieser Zeit Homöopathie beibringen? Das ist nicht möglich. Sie bekommen Fragmente, einen Teil dessen, was wir Klassische Homöopathie nennen.

So, mit dieser Einführung möchte ich zum nächsten Mittel gehen:

Phosphorus

Gelber Phosphor

GEISTES- UND GEMÜTSSYMPTOME:

- Diffusion, verströmt sich, **EMPFINDLICH AUF ALLE ÄUSSEREN EINDRÜCKE**, offen, extrovertiert, lebhafter Ausdruck, gesellig.

- **Verlangen** nach und besser in **Gesellschaft**.

- **Mitfühlend**, kann andere nicht leiden sehen.

- Furcht:

    Dunkelheit

    Alleinsein

    Gewitter

    Erdbeben

    Krankheit

    dass etwas passieren wird

    Tod

    Gespenster etc.

KÖRPERLICHE SYMPTOME:

- Heiserkeit, schmerzlose Aphonie.

- Gefühl von Schwäche und Leere in Kopf, Brust, Magen und gesamtem Abdomen.

- **Brennender Schmerz** im Magen wird durch kalte Getränke gebessert, aber sobald das Wasser im Magen warm wird, muss er erbrechen.

- Diarrhoe, Gefühl als bliebe der Anus offen.

ALLGEMEINE SYMPTOME:

- Schnell **BLUTUNGSNEIGUNG mit hellrotem Blut,** Nasenbluten bei Kindern.

- Für junge Menschen, die zu rasch wachsen und dazu neigen, gebückt zu gehen.

- **Verlangen nach kaltem Wasser, in grossen Mengen.**

- Verlangen nach **SALZ, Eiscreme,** Schokolade, **kalten** Speisen und Getränken, Fisch, Wein.

- Kann nur auf der rechten Seite schlafen.

- **Schlaf erquickt,** fühlt sich besser nach dem Schlaf.

MODALITÄTEN:

- Besserung:
  Kalte Getränke, nach Schlaf.

G.V.: Um die Panikattacken dieses Mittels zu verstehen, müssen wir die Konstitution des Menschen verstehen, mit dem wir es zu tun haben. *Phosphorus* ist das, was wir einen offenen Menschen nennen. Dies ist ein Hauptcharakteristikum. *Phosphorus* bringt den Menschen in einen geöffneten Zustand, er wird wehrlos gegen äussere Eindrücke. Er hat nicht die Kraft, die von seiner Umwelt auf ihn eintreffenden Eindrücke von sich weg zu halten.

Dies sind Menschen, die daher die Freude und das Leid anderer sofort wahrnehmen. Diese Menschen sind auch sehr mitfühlend, haben viel Gefühl für andere. Noch mehr für die eigenen Kinder, viel mehr! Und wie viel fühlen sie bei ihren Ehepartnern mit, bei ihren Eltern, bei allen Verwandten um sie herum? Sehr viel! Sie spüren deren Schmerz, deren Not. Daher wirkt sich alles, was in ihrer Umgebung geschieht, enorm stark auf sie aus.

Diffusion oder Verströmung ist das Thema, das sich durch die *Phosphorus*-Pathologie hindurchzieht. Diffusion ist ein Ausbreitungsprozess in die Umgebung, wie wenn Rauch sich in der Luft verbreitet, oder wie wenn die Farbe von Tee aus einem Teebeutel gleichmässig in das Wasser diffundiert. Das Gleiche geschieht mit der Energie, dem Bewusstsein, den Gefühlen und selbst mit dem Blut des *Phosphorus*-Patienten. Es ist, als gäbe es dafür keine Barrieren, weder für die körperliche, noch für die emotionale und die geistige Ebene. Deswegen ist der *Phosphorus*-Patient auch gegen alle Arten von äusseren Einflüssen nicht geschützt.

Auf der körperlichen Ebene wird erkennbar, dass beinahe jede Verletzung oder jede Art von Belastung zu Blutungen führt. Dies geschieht, weil die Wände der Blutgefässe schwach sind und es dem Blut nicht schwer machen, ins umliegende Gewebe zu diffundieren. Auf der emotionalen Ebene strömen die Gefühle der *Phosphorus*-Patienten frei hinaus zu anderen hin.

Der Patient hat wenig Möglichkeiten, sie zurückzuhalten und sein Selbst vor emotionaler Verletzlichkeit zu schützen. Geistig gesehen vergisst sich der Patient leicht, bis hin zu dem Ausmass, dass sein Bewusstsein diffus und unfokussiert wird. Der Patient kommt leicht in einen Zustand, in dem er geistig weggetreten scheint *(Engl.: «spaced out»)*.

Phosphorus hat einen Schwachpunkt. Es ist sehr empfindsam beim Thema Gesundheit. Wenn andere leiden, reagiert *Phosphorus* darauf sehr empfindlich. Z.B. wenn ein Kind krank ist, reagiert eine *Phosphor*-Mutter sehr empfindlich. Auch für die eigene Gesundheit ist diese Sensibilität genauso vorhanden.

Phosphorus hat eine starke Angst um die Gesundheit. Der Patient wird sehr beeinflussbar. Er braucht nur zu hören, dass jemand anderer eine bestimmte Art von Erkrankung hat, schon macht er sich Gedanken, ob er diese Krankheit auch bekommen könnte. Diese Schutzlosigkeit gegen Eindrücke ist jedoch durch entgegengesetzte Beeinflussung genauso leicht zu beschwichtigen. Ein paar beruhigende Worte des Homöopathen reichen aus, und der Patient seufzt vor Erleichterung auf und ist voller Dankbarkeit – bis er wieder von einer anderen beunruhigenden Möglichkeit hört und wiederkommt. *Phosphorus*-Menschen haben daher eine leicht zu erregende und grosse

Angst um die eigene Gesundheit und die seiner Angehörigen

Angst um ihre eigene Gesundheit und die ihrer Angehörigen. Für *Phosphorus* ist dies der Hauptauslöser für Angst und Panikattacken. Um das verstehen zu können, müssen Sie sich ein wenig in das, was ich sage, hineinfühlen, es sich vorstellen, weil es mit Worten allein schwer zu erklären ist.

Ich gebe Ihnen mal ein Beispiel: Wenn jemand zu einer Konsultation kommt, wie erkennen Sie, dass es sich um einen *Phosphorus*-Menschen handelt? Er kommt zu einer Konsultation und ist ganz offen, voller Aufmerksamkeit für Sie. Was immer Sie auch sagen werden, es ist für ihn sehr wichtig, und er wird aufmerksam zuhören. Er wird vorgebeugt dasitzen, Ihnen offen zugewandt.

Natrium muriaticum würde eher nach hinten gelehnt dasitzen, so ungefähr wie «Moment mal – was wollen Sie von mir?»

Aber *Phosphorus* macht das nichts aus. Er möchte Kommunikation. Er lebt durch Austausch, besonders, wenn er

Panikattacken hören auf, wenn Arzt sagt, dass alles in Ordnung ist

sich sicher fühlt. Und bei einem Arzt gibt es Sicherheit. Er denkt: «Jetzt bin ich da, jetzt gibt es kein Problem mehr. Der Arzt wird mir etwas geben, vielleicht sogar sagen, dass alles in Ordnung ist!» Seine Panikattacken hören schlagartig auf, weil der Arzt sagt, dass alles in Ordnung ist.

Und bei *Kalium arsenicosum*? Das Gleiche? Vergessen Sie's! Erinnern Sie sich an mein Beispiel von dieser Frau? Alle sagten ihr: «Vithoulkas ist da, mach dir keine Sorgen, er wird sich um dich kümmern!» Aber sie konnte nicht aufhören zu schlottern, blieb weiterhin voller Furcht. Diese Menschen kann man nicht beruhigen, das kann man gleich vergessen.

Bei *Phosphorus* ist es jedoch ganz das Gegenteil. Solche Patienten sind für den Homöopathen eine Freude, weil sie beeindruckbar und voller Vertrauen sind. Die *Phosphorus*-Patienten glauben, was der Behandler ihnen sagt, und halten sich willig und mit überschwänglichem Dank an seine Anweisungen.

Schon vom ersten Gespräch an sehen die Patienten den Behandler als Freund, schütteln ihm voller Wärme die Hand, sitzen nach vorn gewandt auf dem Stuhl, und fassen vielleicht sogar spontan seine Hand, wenn sie einen Punkt besonders betonen. Die Patienten berichten ihre Symptome ganz offen, ohne Zurückhaltung.

Die Konstitution eines *Phosphorus*-Patienten ist diejenige Konstitution, die am meisten auf den sogenannten Placebo-Effekt reagiert. Ihr Trost, Ihre Worte sind das Placebo, wodurch der Patient sich besser fühlt. Wenn Sie ihm kein *Phosphorus* geben, werden seine Panikattacken nach zwei bis drei Tagen wiederkommen, weil das einfach die Pathologie ist. Aber wenn Sie ihn trösten, beruhigen, ihm einige gute Worte sagen, dann wird er Ihnen glauben! Das ist die Grundidee.

Wenn *Phosphorus* in Panik gerät und alleine ist, dann ist das das Schlimmste. Er ist allein, kennt niemanden, ist verloren.

Muss während Panikzustand mit jemandem sprechen
Er muss sofort kommunizieren, er muss jemanden auftreiben, den er kennt, einen Freund, einen Verwandten, den Arzt, einfach jemanden, mit dem er während seines Panikzustandes sprechen kann. Und *Phosphorus* erzählt, was er hat, worunter er leidet.

Arsenicum, Kalium arsenicosum, Kalium carbonicum, Natrium muriaticum..., alle diese Menschen versuchen zu verbergen, was geschieht. *Phosphorus* und *Argentum nitricum* werden sprechen. Aber *Argentum nitricum* geht zu weit. Bei *Argentum nitricum* wird es beinahe zu einer lächerlichen Selbstentblössung.

Phosphorus wird so etwas nicht tun. *Phosphorus* möchte jemanden haben, mit dem er über seine Beschwerden

Spricht über seine Ängste
reden kann. Er kann lange dasitzen und mit einem Freund über die Einzelheiten seiner Beschwerden sprechen, wie er sich fühlt und von seiner Angst, wie es ihm geht etc. Solange ein Freund da ist, mit dem er kommunizieren kann, empfindet er Frieden. Wenn der Freund geht und *Phosphorus* allein zurückbleibt, dann kommt der Panikzustand nach ein, zwei Stunden wieder.

Dann sehen wir diese Charakteristika: *Phosphorus* wird viel Wasser brauchen. Viel Salz und viel Wasser. Genauso wie *Natrium muriaticum* braucht *Phosphorus* viel Salz und viel Wasser. Sie sind schnell dehydriert. Aber *Natrium muriaticum* unterscheidet sich stark von *Phosphorus*.

Ausserdem: Sagen Sie einem *Phosphorus*-Fall niemals, dass es zu einer Erstverschlimmerung kommen könnte! Er ist so beeinflussbar, dass er die Verschlechterung bekommt, bevor er das Mittel überhaupt eingenommen hat.

Ich erinnere mich an einen Fall aus meinen ersten Jahren als Homöopath. Ich hatte dem Patienten gesagt: «Vielleicht werden Sie zu Beginn einige Irritationen verspüren», hatte aber bezüglich der möglichen Verschlechterungen nichts erklärt. Ich hatte ihm *Phosphorus* verordnet.

Er kaufte das Mittel, trug es aber zwei oder drei Monate lang nur in seiner Hosentasche herum. Er nahm es wegen der Furcht vor einer Verschlechterung nicht ein. Ich hatte derweil keine Ahnung, was geschah. Nach drei Monaten erreicht mich ein Anruf. Er stand an einem Bahnhof, ganz allein. Er war mitten in einer Panikattacke. Er sagte: «Ich habe das Mittel hier bei mir, in meiner Tasche, soll ich es nehmen?» Ich sagte: «Ja!! Nehmen Sie es jetzt!» *(Teilnehmer lachen)*

Aber der Patient fragte immer weiter: «Aber was wird passieren? Was wird dann mit mir geschehen?» – «Nichts wird mit Ihnen geschehen!» – «Aber Sie hatten doch gesagt, das Mittel könne eventuell eine Verschlechterung auslösen.» – «Keine Sorge, keine Sorge, nehmen Sie einfach das Mittel!»

«Aber ich werde sterben, ich werde sterben!» – «Nein, nicht sterben, einfach das Mittel nehmen!» *(Grosse Heiterkeit im Publikum)*

Wir waren eine halbe Stunde am Telefon! Ich fragte ihn, ob er

Angst vor Erstver-schlimmerung

seinen Zug verpasst habe. Er stand völlig neben sich, hatte keine Ahnung... Seit damals habe ich nie wieder einem *Phosphorus*-Patienten erzählt, dass es eventuell zu einer Erstverschlimmerung kommen könnte. Vor allem nicht bei Leuten mit Panikzuständen...

Aber sehen Sie, die Grundidee bei *Phosphorus* ist, dass die Kommunikation so nahe, so eng ist, dass man das Vertrauen, die Liebe, das Mitgefühl von *Phosphorus* spüren kann.

Es ist eine Freude, um solche Menschen herum zu sein, weil sie wahrhaftig mitfühlend sind, ganz freigiebig den Interessen ihrer Freunde den Vorrang vor eigenen Angelegenheiten geben. *Phosphorus*-Menschen sind sehr intelligent und fein(fühlig). Für solche Menschen gibt es keine Geheimnisse, was immer ihnen auf der Seele liegt, teilen sie uneingeschränkt mit. Wärme und Zuneigung gehen von ihnen auf Freunde und selbst Fremde über. *Phosphorus* wird Sie niemals unnötig anstrengen. Ganz im Gegensatz zu *Nitricum acidum*.

Mit *Nitricum acidum* hat man es schwer am Telefon: «Ich habe ein Muttermal, das war braun. Aber nun glaube ich, es wird etwas dunkler.» – «Warum glauben Sie, dass es dunkler wird?» – «Nun, mir ist heute aufgefallen, dass es dunkler geworden ist.» – «Können Sie sich wirklich genau an die vorherige Farbe erinnern?» – «Natürlich erinnere ich mich. Was soll ich denn nun tun?»

Sehen Sie? Es findet keine wirkliche Kommunikation statt. Da ist Furcht gepaart mit Kontrolle, und er will, dass Sie ihm sagen: «Ja, das ist es. Jetzt haben Sie Krebs.» Das Erste, was man solchen Patienten raten sollte, ist, einen Dermatologen aufzusuchen: «Ich bin mir ja nicht sicher, aber es könnte ein Melanom sein.»

Er wird dann versuchen, innerhalb der nächsten Stunde einen Termin zu bekommen. Der Dermatologe wird keinen pathologischen Befund feststellen. Zwei Wochen später wird der Patient mit etwas anderem kommen, was ihm Sorgen bereitet. Solche Fälle sind anders. Auf diese Weise lernen Sie nach und nach, die Konstitutionen der verschiedenen Menschen zu verstehen, ihre unterschiedlichen Reaktionen, und Sie werden lernen, die Mittel zu differenzieren.

Wenn *Phosphorus* eine Panikattacke hat, dann zittert er natürlich. *(imitiert den Zustand)* Wenn der *Phosphorus*-Patient in Ihrer Nähe wohnt, dann ist es das Beste, **Zittert während** ihn gleich zu bestellen: «Kommen Sie sofort zu mir **Panikzustand** in die Praxis.» Wenn Sie dem Patienten bisher kein *Phosphorus* verschrieben haben, was denn dann? Vielleicht *Sulphur*. Sagen Sie dann dem Patienten, er soll Ihnen das *Sulphur* wiedergeben und stattdessen *Phosphorus* nehmen. *Sulphur* und *Phosphorus* können ähnliche Erscheinungsbilder, ähnliche Zustände aufweisen.

Phosphorus hat auch etwas sehr Seltsames. Ich gebe Ihnen mal eine Idee dazu. Jedes Mittel hat eine Empfindlichkeit für den auslösenden Faktor eines Anfalls.

Bei *Phosphorus* geht es fast immer um gesundheitliche Dinge. «Meine Gesundheit und die Gesundheit meiner Angehörigen.» Bei *Natrium muriaticum* und *Ignatia* sind die auslösenden Faktoren meistens emotionaler Kummer, vor allem Kummer, der aus einer zerbrochenen Liebesbeziehung herrührt. Sehen Sie den Unterschied?

Auslösender Faktor: gesundheitliche Dinge

Phosphorus ist offen, wird geliebt. Stellen Sie sich nur mal vor, wir haben ein Paar, bei dem er *Phosphorus* ist, und sie *Natrium muriaticum*. Ein *Natrium muriaticum*-Mensch wird *Phosphorus* lieben, weil er so offen ist. «Wie machst du das nur, dass du so offen bist? Mir ist das unmöglich...»

Phosphorus hat die Augen offen, schaut sich um, lacht, spricht mit anderen Frauen. *Natrium muriaticum* geht viel mehr nach innen. Wenn sie plötzlich eines Tages sagt: «Ich möchte unsere Beziehung beenden», dann wird *Phosphorus* sagen: «Was?? Warum?» und wird verschiedene Argumente ins Feld führen.

Natrium muriaticum wird den Grund nicht genau sagen. Sie möchte sich nicht lächerlich machen. Sie denkt: «Wenn ich diese Beziehung jetzt nicht beende, dann wird eine Zeit kommen, in der ich mich noch tiefer eingelassen habe, und dann wird es noch schwerer sein, das Ganze zu beenden. Dann würde ich noch mehr leiden, also ist es besser, das Ganze jetzt zu beenden.»

Phosphorus steht daneben und fragt nur immer wieder: «Warum? Warum?» *Natrium muriaticum* wird sich verbergen und vorschlagen, die Beziehung zu beenden.

Phosphorus wird heimgehen, mit einem Freund oder einer Freundin darüber sprechen, wird ausgehen und sich unter Menschen begeben und innerhalb von einer Woche eine neue Beziehung eingehen.

Natrium muriaticum wird hingegen monatelang zuhause weinen, obwohl sie selbst das Ende wollte, und wird von diesem Kummer krank werden. Aber nicht *Phosphorus*. Für *Phosphorus* ist das kein Problem. Nehmen wir mal an, dieses Paar wird mit einem gesundheitlichen Problem ihres gemeinsamen Kindes konfrontiert.

Natrium muriaticum wird sagen: «Mach dir keine Sorgen. Das Kind ist jetzt zwar krank, aber es wird sich wieder erholen.»

Phosphorus wird sagen: «Ruf sofort den Arzt an! Wir müssen etwas tun!» *Natrium muriaticum* wird sagen: «Warte, warte doch. Das Kind hat doch nur Fieber.» *Natrium muriaticum* ist logisch.

Phosphorus aber ist fertig, sobald das Fieber des Kindes steigt oder es einen Spasmus hat. *Phosphorus* kann deswegen in Panikzustände geraten, *Natrium muriaticum* niemals.

Sie sehen, wie wichtig der auslösende Faktor häufig ist. Warum sind die Panikattacken entstanden? Es gibt Mittel, die bezüglich Geldangelegenheiten empfindlich sind.

Mittel wie *Calcium fluoricum*, *Arsenicum*, *Psorinum*, die in einem speziellen Bereich sensibel sind: bei den Finanzen. Oft verspüren sie in dieser Hinsicht eine Unsicherheit, *Psorinum* kann enorme Panikzustände entwickeln. Aber nicht *Phosphorus*.

Phosphorus wird sagen: «Oh, wir finden schon einen Weg.» Es wird sich gleich von einem Freund Geld leihen, oder einen anderen Ausweg finden.

Natrium muriaticum wird sich Sorgen machen: «Wie könnte ich nur jemanden anrufen und das erzählen? Das ist mir unmöglich, jemanden anzurufen und um Geld zu bitten!» Sie spüren sofort die Gefahr, wie andere sich über sie lustig machen würden.

Wenn Sie also einmal alle diese Faktoren verstanden haben, wirklich die Konstitution eines Menschen verstehen, dann ist die Differentialdiagnose zwischen Mitteln viel einfacher. Weil Sie einen Fall durchschauen, nicht mehr nur an der Oberfläche, nur allein an den Panikattacken hängenbleiben. Sie können alles erfassen und viele andere Informationen erhalten und zusammensetzen.

Am Ende des Seminars werden wir noch Zeit für Fragen und Antworten haben. Wissen Sie, Meister sind wie Glocken. Wenn niemand sie läutet, geben sie keinen Ton von sich. *(Lächeln)* Wenn Sie also Antworten möchten, müssen Sie die richtigen Fragen stellen. Sie müssen die Glocke anschlagen... Verzeihen Sie diese Eigenwerbung... Ich dachte, darüber wäre ich schon vor langer Zeit hinweggekommen... *(Lächeln)*

Psorinum

Nosode, Inhalt von Krätzebläschen

GEISTES- UND GEMÜTSSYMPTOME:

- **ANGST** und **VERZWEIFLUNG IN BEZUG AUF DIE ZUKUNFT.**
- Angst um die **Gesundheit**. **Verzweiflung** in Bezug auf die **Genesung.**
- Fühlt sich arm, hoffnungslos, meint, er werde sich von einem geschäftlichen Fehlschlag nicht erholen.
- **Furcht vor Feuer, alleine zu sein, geschäftlichen Fehlschlägen, Armut.**
- Religiöse Melancholie.
- Träume von Räubern und von Gefahr.
- **Traurigkeit durch Juckreiz.**

KÖRPERLICHE SYMPTOME:

- Wirkt auf **Haut, Hautfalten**, Ohren, Gedärme, Atmung und die rechte Seite.
- **WÄHREND KOPFSCHMERZEN IMMER HUNGRIG, besser ESSEN**
- **Haut SCHMUTZIG**, als würde er sich nie waschen, fettig.
- **JUCKREIZ** treibt zur Verzweiflung.
- Ausschläge mit **ÜBELRIECHENDEN ABSONDERUNGEN**, Schweiss übelriechend.

ALLGEMEINE SYMPTOME:

- **REAKTIONSMANGEL, fröstelig.**
- **GROSSE EMPFINDLICHKEIT GEGEN KALTE LUFT** oder Wetterwechsel.
- Trägt auch bei heissem Wetter Mütze oder Mantel.
- Mitten in der Nacht hungrig.
- Fühlt sich **VOR AUSBRUCH DER KRANKHEIT UNGEWÖHNLICH WOHL.**

MODALITÄTEN:

- Besserung:
  Ruhiges Liegen oder Liegen mit tiefliegendem Kopf, **Essen**, Nasenbluten, fester Druck, reichliches Schwitzen. Dyspnoe, Liegen auf dem Rücken mit ausgebreiteten Armen.

- Verschlimmerung:
  01.00 – 04.00 Uhr (Diarrhoe), kalte frische Luft, Waschen, Wetterwechsel, Bettwärme, Unterdrückungen, Schweinefleisch, beim Aufsetzen (Dyspnoe).

G.V.: Ich sprach vorhin von den auslösenden Faktoren. *Psorinum* ist eines der Hauptmittel mit finanziellen Problemen als Causa. *Psorinum* wie auch *Rhus toxicodendron* haben eine sehr spezifische Empfindlichkeit bezüglich des Wohlergehens ihres Sohnes. Das ist ein ganz sonderbares Phänomen.

Causa: finanzielle Probleme

Die Angst um den Sohn, nicht um die Tochter, ist jenseits aller Logik. Sie müssen ihren Sohn von der Schule abholen. Der Sohn mag schon 15, 16 Jahre alt sein, aber sie holen ihn noch immer ab, damit er z.B. keinen Unfall hat, oder Ähnliches. Sie müssen zu jeder Zeit wissen, wo ihr Sohn sich befindet. «Wo ist denn die Party? Wann soll ich Dich abholen?» Es geht nicht um die Tochter – es geht um den Sohn.

Angst um Kinder

Bei dieser Furcht um den Sohn sind zwei Mittel hervorstechend: *Rhus toxicodendron* und *Psorinum*. Was ich hier sage, mag sonderbar erscheinen, aber ich habe das schon wiederholt gesehen. Den Patienten ist klar, dass ihre Sorge jeder realen Begründung entbehrt, sie können sie aber nicht kontrollieren.

Psorinum ist also auch eines jener Mittel, die in einen Zustand extremer Angst, qualvoller Angst geraten können. Der Angst liegt jedoch die Unsicherheit bezüglich ihrer eigenen Zukunft zugrunde. Für gewöhnlich haben sie das Gefühl, dass ihre Finanzen oder die materielle Sicherheit nicht mehr solide sind.

Angst um Zukunft wegen materieller Sicherheit

In dem Moment, wo sie das empfinden, entwickeln *Psorinum*-Menschen Angstzustände, und vor allem während der Nacht. Sie müssen nachts aufstehen und voller qualvoller Angst auf und ab gehen. *(imitiert das Verhalten)* So gehen sie ständig auf und ab, und stöhnen dabei. Sie sagen vielleicht, dass das *Helleborus* ähnelt. Aber

Angstzustände nachts

so ist es nicht. Der Zustand von *Helleborus* ist viel dringender, viel unmittelbarer hinsichtlich der Auflösung. Und daher ist auch der Ausdruck, dieses «Hilfe! Helft mir!» viel stärker.

Psorinum bittet nicht um Hilfe. Die können einfach nicht liegen, gehen die ganze Nacht auf und ab. Dies kann Erwachsenen geschehen. Wie einem Mann, der aus dem aktiven Berufsleben ausscheidet und in Rente geht. Sobald er in Rente ist, fühlt er die Sicherheit nicht mehr, da sein monatliches Einkommen reduziert ist, und das kann zu einem Angstzustand führen.

Ähnliche Dinge geschehen bei *Arsenicum*. Aber, wie ich Ihnen schon sagte, verspürt *Arsenicum* immer noch die Unterstützung seiner Kinder. «Ich habe meine Kinder. Die werden mich unterstützen. Die bringen mich zum Arzt, falls es nötig sein sollte.» Oder: «Ich habe ja meine Kinder. Die werden mir Geld leihen, falls ich welches brauchen sollte.»

Das ist der unterbewusste Zustand von *Arsenicum*. Sie haben hinsichtlich materieller Dinge auch eine Unsicherheit. In dem Moment, wo die Kinder das Haus verlassen, z.B. um zu heiraten, entwickelt sich die Angst und erreicht ein Ausmass, das wirklich störend ist, das sie wirklich leiden lässt.

Dieses Mittel wird wie *Arsenicum* aussehen. Warum? Weil beide sehr empfindlich sind auf kaltes Wetter. Kaltes Wetter ist wirklich ihr grösster Feind. Und bei *Psorinum* wird es am Kopf am schlimmsten empfunden.

Psorinum-Menschen tragen Kopfbedeckungen. Immer. Sogar im Bett. *(Teilnehmer lachen)* Kennen Sie dieses Stück von Molière «Der eingebildete Kranke»? Wahrscheinlich hatte Molière einen Freund, der *Psorinum* gebraucht hätte, und beobachtete dessen Verhalten. Im Stück geht es um einen kranken Menschen, der natürlich geistig krank ist, bei dem, wie Molière sagt, alles im Kopf passiert. Es ist nicht ganz so, aber ähnlich...

Psorinum ist sehr empfindlich auf Kälte, und diese Empfindlichkeit zieht sich von Kopf bis Fuss durch. Worin besteht der Unterschied zu *Arsenicum*?

Arsenicum ist sehr kälteempfindlich, ausser wo? Am Kopf! Der Kopf ist sogar heiss und braucht Luft. Hier sehen Sie also sofort den Unterschied.

Hatte ich Ihnen von meiner Zeit am Homöopathie-College in Kalkutta erzählt? Oft sassen wir nachts mit dem diensthabenden Arzt zusammen. Einmal wurde ein Fall mit Nierenkoliken ins Krankenhaus eingeliefert. Eine Schwester kam und rief uns: «Da ist eine Frau, die schreit und weint, sie hat schlimme Schmerzen. Kommen Sie schnell!»

Wir gingen hin und fanden die Frau. Obwohl es in Indien immer warm ist, war sie mit mindestens vier Decken zugedeckt. Sie fror. Aber an ihrer Seite sass eine Schwester, die ihr am Kopf Luft zufächelte. Die Patientin wiederholte immer nur ein Wort: «Wasser, etwas Wasser...». Von einer Schwester erhielt sie wiederholt kleine Schlückchen zu trinken.

Es war ein perfektes *Arsenicum*-Bild! Ihr Körper war kalt, aber ihr Gesicht war warm und brauchte Kühlung. Und sie fragte die ganze Zeit nach Wasser. Und sie hatte unglaubliche Schmerzen. Wenn ein Fall so klar ist, dann bewirkt das Arzneimittel in solchen Situationen Wunder. Wir gaben ihr *Arsenicum* C 200, und ihr Organismus entspannte sich innerhalb von wenigen Minuten. Sie hatte Koliken aufgrund eines Nierensteins, der nicht abgehen konnte.

Arsenicum entspannte den gesamten Körper. Auch die Muskulatur der Ureteren. Sie konnte den Stein ausscheiden, und alles ging gut. So klar sind die Bilder nicht immer. So etwas zu sehen ist wunderschön.

Psorinum ist also ein Mittel, welches ziemlich ängstlich ist und leicht verzweifelt. Die Angst und Verzweiflung beziehen sich sehr auf materielle Dinge. Sie **Angst vor Armut** befürchten vor allem, nicht genug Geld zu haben und fürchten sich vor Armut.

Armut ist etwas, was sie nicht ertragen können, wie auch *Bryonia* und *Calcium fluoratum*. Es ist also ein kaltes Mittel mit starker Verschlechterung durch Kälte, welches leicht verzweifelt und schnell Angst bezüglich der Zukunft bekommt oder darüber, was mit seinem Geschäft geschehen wird.

Das Geschäft kann recht gut laufen und Geld abwerfen, aber dennoch wird *Psorinum* die Vorstellung haben, dass das Geschäft nicht gut geht. Um ihr Geschäft sorgen sie sich sehr.

Silicea und *Psorinum* brauchen Kopfbedeckungen. Beide sind sehr empfindlich auf Kälte und extrem empfindlich auf Kälte am Kopf. Beide haben ihren Kopf beim Schlafen gerne bedeckt.

Ich erinnere mich an einen *Silicea*-Fall. Er erzählte, dass der geringste Luftzug (beide haben auch eine Verschlechterung durch Zugluft), den ausser ihm niemand verspürt, sofort zu Kopfschmerzen führt, wenn er im Schlaf keine Mütze aufhat.

Es gibt ein interessantes Leitsymptom: Jedes Mal, wenn etwas bevorsteht, wie zum Beispiel eine Grippe, eine Erkältung, ein epileptischer Anfall oder Kopfschmerzen, fühlen sie sich zuvor extrem gut. Der Körper funktioniert perfekt, und plötzlich kommt der Kopfschmerz.

Es ist keine Besserung von Symptomen vor einem Anfall, von was auch immer, aber sie fühlen sich sehr wohl. Körperlich und emotional geht es ihnen gut, der Verstand ist klar, und sie erzählen vielleicht, dass sie Kleinigkeiten gar nicht beachten, weil sie sich allgemein so gut fühlen. Sie sagen vielleicht, dass sie gar kein Mittel brauchen, aber wenn Sie dann nachforschen, dann entdecken Sie vielleicht 20 Symptome. Es ist also nicht so, dass sich ihre Symptome bessern. Es ist ein Gefühl des Wohlbefindens. Dann kommt der Sturm.

Sie haben ein spezielles Charakteristikum: übelriechende Absonderungen, vor allem der Schweiss. Neben einem typischen *Psorinum*-Fall kann man nicht sitzen. Wenn der in einem Büro arbeitet, dann riecht das ganze Büro danach. So übelriechend ist das. Dieses Übelriechende kommt alles durch den Schweiss nach aussen. Es ist nicht möglich, es neben ihm auszuhalten.

Wenn Sie Seite an Seite mit solch einem Menschen arbeiten, dann müssen Sie zum Atmen immer wieder hinausgehen. Diese Menschen versuchen vielleicht, Vorsorge zu treffen, und benutzen Antitranspirantien. Aber die haben keinerlei Wirkung. Der Geruch kommt dennoch durch. Scheinbar eliminieren sie alle ihre Toxine über den Schweiss. Dies ist also ein grosses Charakteristikum für *Psorinum*-Fälle.

Wenn Sie also solche Kleinigkeiten verstehen, dann gibt Ihnen das Hinweise für die Heilung ernsthafter Erkrankungen oder chronischer Zustände. Solange Sie die Grundlagen verstanden haben. Was ich Ihnen hier erzähle, sind Grundlagen.

STRAMONIUM

Stechapfel

GEISTES- UND GEMÜTSSYMPTOME:

- Delirium - geschwätzig, singt, macht Verse, phantasiert.

- **Verlangen nach LICHT und GESELLSCHAFT.**

- Stellt sich alle möglichen Sachen vor, glaubt, doppelt zu sein.

- Ausser Kontrolle, zerstörerisches, sogar heimtückisches Verhalten.

- **Schlägt, beisst, tritt, schreit, flucht, zerschmettert Dinge.**

- **FURCHT:**
  Dunkelheit
  Wasser
  Tiere
  Gewalt
  TUNNEL
  Tod
  Alleinsein.

- Starke Ängste nachts, erwacht voller Schreck, wilder Ausdruck in den Augen.

- **Stottern.**

KÖRPERLICHE SYMPTOME:

- Erbrechen, sobald er sich vom Kissen erhebt.

- Kopfkongestionen.

- Augen weit offen, hervortretend, leuchtend,
  Pupillen stark erweitert.

- **Gesicht heiss und rot mit KALTEN Händen und
  Füssen.** Blutandrang zum Gesicht.

ALLGEMEINE SYMPTOME:

- Schmerzlosigkeit.

- Unterdrückte Absonderungen.

- **ZUCKEN** einzelner Muskeln oder Muskelgruppen,
  vor allem der oberen Körperhälfte.

- Husten: bellend, tief, laut.

MODALITÄTEN:

- Besserung:
  Helles Licht, Gesellschaft, Wärme.

- Verschlimmerung:
  Dunkelheit, Alleinsein, Anblick heller,
  glänzender Gegenstände, nach der Schule, beim
  Versuch zu schlucken, Wasser.

G.V.: Dies ist ein interessantes Mittel, und ich möchte Ihnen seine generelle Struktur darstellen, damit Sie verstehen, woher die Panikzustände kommen. Dieses Mittel beherbergt im Unterbewusstsein viel Aggression, viel Gewalttätigkeit. Dies ist die dunkle Seite, etwas, wovor sie selbst Angst haben. Wenn das nach aussen käme, wäre es nicht kontrollierbar.

Furcht und Wahnidee von Hunden angegriffen zu werden

Manchmal besteht eine Verbindung zwischen den unterbewussten Ängste und der unterbewussten Gewalttätigkeit. Man muss die Angst bekämpfen. Man muss den Hund bekämpfen. Man fürchtet sich. Für *Stramonium* ist der Hund ein Symbol für etwas, was einen verschlingen kann.

Stramonium hat eine auffällige Wahnidee, von Hunden angegriffen zu werden, eine Furcht vor Hunden, die angreifen könnten.

Furcht vor Dunkelheit, braucht Licht zum Schlafen

Alles, was sie an Dunkelheit und Geschlossenheit/Eingeschlossensein erinnert, ist bei *Stramonium*-Menschen ein Stimulans für eine Reaktion. Die Dunkelheit aussen scheint ihre innere Dunkelheit hochkommen zu lassen. Und in dieser Dunkelheit sind sie verloren. «Wenn ich mitten in der Nacht erwache und kein Licht habe, dann weiss ich nicht, wo ich bin.» Sie sehen, die Furcht überwältigt sie unmittelbar und sie glauben, sie sind verloren. Denn in der Dunkelheit weiss man ja nicht, wohin, nicht wahr? In völliger Dunkelheit ist man verloren.

Dies ist das Gefühl, das *Stramonium* in der Dunkelheit hat. Dunkelheit ist ein Symbol. Dunkelheit kommt aus dem Unterbewusstsein. Sie erschreckt den Menschen zutiefst und kann einen Panikzustand auslösen. Man stellt fest, dass diese Menschen darauf dringen, nachts ein Licht brennen zu lassen, und zu allen Zeiten ein ängstliches Verlangen nach Gesellschaft haben. Manche bleiben auch nachts wach und weinen.

Ängstliches Verlangen nach Gesellschaft. Panik im Tunnel aus Angst vor Dunkelheit und eingeschlossen sein

Daher sagen wir auch, dass *Stramonium* eines der Hauptmittel für Menschen ist, die beim Betreten eines Tunnels Panik bekommen. Der Tunnel symbolisiert für sie die Dunkelheit und das Eingeschlossensein.

Stramonium gehört zu den Hauptmitteln für die Behandlung von Klaustrophobie. Klaustrophobie mit einer bestimmten Art von Gewalttätigkeit, im Sinne von: «Ich kann das nicht ertragen. Ich muss reagieren.» Und diese Reaktion ist heftig, gewalttätig.

Klaustrophobie mit Gewalttätigkeit

Stramonium-Menschen greifen jeden an, von dem sie glauben, er wolle sie einschliessen, sie unterdrücken. Und wer unterdrückt? Die Mutter. Die Mutter! Sie haben das Gefühl, die Mutter sei ihr Feind. Ich erinnere mich an einen Fall, wo der Sohn versuchte, die Mutter mit einem Messer zu töten. Die Mutter versuchte, zu entfliehen, aber der Sohn rannte ihr nach, rund um das Haus herum, und versuchte, sie zu erwischen.

Interessanterweise stellt sich heraus, dass Panikattacken bei *Stramonium*-Menschen auch durch den Tod einer nahestehenden Person ausgelöst werden können. Und zwar einer Person, der gegenüber *Stramonium* sich schuldig fühlt. Sie haben dieser Person gegenüber Schuldgefühle.

Nehmen wir als Beispiel den Tod der Mutter. Zuvor haben sie die Mutter angegriffen, sie geschlagen, waren ihr gegenüber gewalttätig. Dann stirbt die Mutter. Nach ihrem Tod passiert bei *Stramonium* ein übernatürliches Phänomen. Es geschieht etwas Metaphysisches. Er findet keinen Frieden, nicht einen Moment lang. Innerlich ist er in einem Zustand ständiger Aggression und Furcht. Plötzlich muss er zum Schlafen das Licht brennen lassen.

Panikattacken werden ausgelöst durch Tod einer nahestehenden Person, der gegenüber er sich schuldig fühlt

Stramonium braucht Licht, und es genügt nicht, nur ein kleines Lämpchen oder das Licht im angrenzenden Zimmer brennen zu lassen, wie bei anderen Mitteln. *Stramonium* braucht Licht, wirklich. Wenn sie im Dunkeln erwachen, dann springen sie voller Panik auf und machen sofort das Licht an.

Die Panikattacken bei *Stramonium* rühren also von diesem unterbewussten Teil her, der voller Schuldgefühle und voller dunkler Elemente ist. Wenn diese dunklen Elemente zu stark werden, dann gerät der Mensch in einen Panikzustand und will gewalttätig werden.

Es ist sehr interessant, dass diese Gewalttätigkeit nicht unbedingt in Form von Töten ausgedrückt wird. So wie beispielsweise andere einfach Menschen mit einem Gewehr töten.

Es gibt Mitteltypen, wie z.B. *Hyoscyamus* oder auch *Stramonium*, die das haben können.

Aber bei *Stramonium* ist es eigentlich eher so, dass... *(sucht nach den richtigen Worten)* Wie Sie merken, versuche ich, Ihnen Gefühle nahe zu bringen, und dazu versuche ich, diese Gefühle in Worte zu fassen. Aber wenn ich die falschen Worte wähle, dann entsteht in Ihnen ein falscher Eindruck. Das ist das Problem. Deswegen versuche ich, so viel wie möglich darzustellen.

Zum Beispiel: Warum hat *Stramonium* diese Furcht vor Wasser? Furcht vor dem Wasser ist nicht Furcht vor Wasser an sich. Hat *Stramonium* denn Furcht vor **Furcht vor Wasser** einem Glas Wasser? Nein! Welches Wasser fürchtet er? Einen See zum Beispiel, mit seiner völlig ruhigen Oberfläche. Dieses offen daliegende Wasser repräsentiert etwas Grösseres als das Wasser selbst.

Unter der Oberfläche des Wassers liegt etwas Unbekanntes. Man weiss nicht, was darunter ist. Der Verstand stellt eine Verbindung her zu diesem unbekannten Etwas unter der glitzernden Oberfläche, projiziert etwas da hinein. Und das löst Furcht aus.

Also: Um ein Mittel zu verstehen, müssen wir die Bedeutung der Worte verstehen. Es ist nicht einfach nur «Furcht vor

Wasser». Es bedeutet mehr. Es kann noch andere Begebenheiten mit Furcht vor Wasser geben, zum Beispiel unter der
Dusche. Warum? Weil das über den Kopf fliessende Wasser bei
dem Menschen das Gefühl auslöst, dass er von der Luft abgeschnitten werden und ersticken könnte. Das ist auch Furcht vor
Wasser. Oder wenn jemand ins Meer geht. Sobald er den Boden
nicht mehr sehen kann, bekommt er einen Anfall von Panik.
Oder wenn er Wasser über den Kopf bekommt, dann fühlt er
sich sofort eingeschlossen. Er kann nicht atmen, fühlt Dunkelheit... Und dann kommt die Panik.

Ich habe diese Panikzustände immer und immer wieder
gesehen, zum Beispiel nach dem Tod des Schwiegervaters
eines Patienten. Dieser *Stramonium*-Patient hatte den
Schwiegervater über Jahre immer wieder schlecht behandelt.
Dann starb der Schwiegervater.

Und von diesem Tage an erschien dem Patienten dieser
Schwiegervater auf erschreckende Art und Weise. Nicht, dass er
auftauchte wie ein Geist. Aber die Schuldgefühle des Patienten
produzierten in ihm das Bild des Schwiegervaters, versetzten
sein Unterbewusstes – das die ganzen Jahre voller
Schuldgefühle war - in Angst und Schrecken.

Und dann entwickelte er einen Panikzustand. «Ich kann
damit nicht leben!» Ich habe schon viele schwere Fälle in dieser
Art gesehen. Diese Menschen mussten ihren Beruf aufgeben,
hatten jede Menge Nächte, in denen sie keinen Schlaf fanden.

Stramonium kann aber auch das periphere Nervensystem betreffen, und dann sieht man Zuckungen, Verzerrungen. *(imitiert das Aussehen)* Manchmal sieht man einen Patienten, und man hat das Gefühl, er lebt die ganze Zeit in einem Zustand ständiger Reizung des peripheren Nervensystems, was zu Grimassen und Verzerrungen des Gesichts führt.

Bei Chorea sieht man rhythmische, graziöse, unwillkürliche Bewegungen, die vor allem die oberen Extremitäten betreffen. Der Schwerpunkt liegt auf unwillkürlichen, unkontrollierten Zuständen des Nervensystems. Dieses Bild gibt Ihnen das Gefühl von Schrecken, panischer Angst.

Oder bei Kindern zum Beispiel, wenn die Kinder geimpft werden. Innerhalb von zwei, drei Tagen später **Kinder erwachen** erwacht das Kind mit panischem Schrecken, **mit panischem** voller Angst. *(imitiert das Verhalten des Kindes)* **Schrecken und** Der Schreck, die Angst sitzen so tief! Die Augen **voller Angst** sind offen, man kann den Terror sehen. Kinder können in diesen Zustand geraten und kommen da nicht mehr heraus.

Daher sagen wir, dass man im Organismus eine ganz bestimmte Art von Chemie benötigt, um solche Symptome bekommen zu können. Das ist nicht nur ein psychischer Zustand, es hat etwas mit der Chemie zu tun. Zustände, die immer wieder kommen. Kinder werden uns zur Behandlung von Albträumen gebracht. Diese Art von Albträumen, wie ich sie Ihnen beschrieben habe: Sie schreien, kreischen, können nicht völlig wach werden.

Diese Kinder sehen etwas, was sie nicht beschreiben können, worüber sie nicht sprechen können. Solche Fälle brauchen *Stramonium*, und dann wird man sehen können, wie das Kind sich normalisiert.

(*Vithoulkas fragt nach der Herkunft der Teilnehmer, aus welchen Ländern sie hier zusammen gekommen sind. Er fragt insbesondere nach den Teilnehmern aus Guatemala und anderen Ländern Südamerikas*)

VIDEOFALL

Ich habe einige Videos mitgebracht, die ich zeigen wollte, aber ich glaube, wir werden nicht genügend Zeit haben. Wir müssen ja schliesslich noch die Differentialdiagnose der Eifersuchts-Mittel machen. Aber nichtsdestotrotz werde ich einen Fall zeigen, der eines der Mittel benötigte, die wir hier besprochen haben. Schauen Sie mal, ob Sie erkennen, welches es ist.

Der Patient in diesem Fall ist ein Arzt aus Russland. Er war an der Akademie in Alonissos. *(Gelächter)* Er gehörte zu der russischen Gruppe und war Teilnehmer des Kurses. Die Teilnehmer konnten eigene schwierige Fälle mitbringen und vorstellen, und auch selbst behandelt werden.

Während des Seminars kamen die Kollegen dieses Arztes zu mir und berichteten, er sei in einem Panikzustand und könne nicht zum Unterricht kommen. Er war in solcher Panik, dass er sofort nach Hause fahren wollte. Sie baten mich, umgehend nach ihm zu sehen, da es ein Notfall sei. Ich schob seine Fallaufnahme in das Tagesprogramm ein.

Dies ist also ein Fall mit Panikattacken, und wir werden sehen, ob das Mittel ihm helfen und ob er wieder zum Unterricht kommen kann. Es ist ein kurzer Fall. Wahrscheinlich werden Sie differenzieren können und das erforderliche Mittel finden. Der Patient ist männlich, 38 Jahre alt.

(*Das Video läuft an. Der Patient spricht Russisch und hat eine Dolmetscherin an seiner Seite*)

> *G.V.*: Wie hat das alles angefangen? Sie sagten, Sie könnten nicht essen, Sie verlören Gewicht, hätten Ängste.. Was genau ist passiert?

> *Pat.*: Seit ich hier auf Alonissos angekommen bin, spüre ich eine innerliche Angst. Sie ist da seit dem Moment, wo ich angekommen bin. Ich kann es mir selbst nicht erklären, da zuvor nichts passiert ist.

> *G.V.*: Passiert Ihnen das zum ersten Mal?

> *Pat.*: Nein, vor vielen Jahre hatte ich das schon einmal. Vier Tage vor meiner Ankunft verspürte ich meine üblichen Kopfschmerzen, Schnupfen fast ohne Absonderung, Husten mit wenig Auswurf. Ich habe nichts eingenommen. Aber gestern Abend, während des Unterrichtes, wurden die Kopfschmerzen schlimmer. Ich ging nach Hause und nahm ein allopathisches Schmerzmittel, weil der Schmerz so schlimm wurde, dass ich ungeduldig wurde.

> Ich konnte ihn nicht mehr ertragen. Ich beschloss zum Essen zu gehen. Dann spürte ich akuten Schwindel, Übelkeit und Schwäche. Als ob ich gleich in Ohmacht fallen würde.

G.V.: Sie sagten auch, dass Sie grosse Angst hatten, dass etwas Schlimmes passieren könnte?

Pat.: Ich konnte nicht verstehen, was da geschah. Es war ein so sonderbarer Zustand. Aber er löste Angst aus, und nach einer Weile wurde mir klar, dass es sich dabei um eine grosse Angst vor dem Tod handelte.

G.V.: Sind Sie tatsächlich in Ohnmacht gefallen?

Pat.: Nein, es war nur ein Ohnmachtsgefühl, aber ich bin nicht hingefallen. Und es drängte mich, nach Hause zu gehen, in mein Hotelzimmer. Das alles geschah in der Taverne, und ich verspürte ein wirkliches Bedürfnis, nach Hause zu gehen. Ich trinke niemals. Seit drei Jahren habe ich keinen Alkohol angefasst. Nach Alkohol fühlte ich mich immer sehr schlecht. Am Tag, nachdem ich Alkohol getrunken hatte, war ich immer in einem sehr schlechten Zustand. Starke Vergiftungssymptome. Deshalb habe ich ganz damit aufgehört.

G.V.: Sagten Sie nicht, Sie hätten Colitis ulcerosa gehabt?

Pat.: Im Jahre 1979 entwickelte ich starke Schmerzen im Abdomen, wie von einer Blinddarmentzündung. Das war, nachdem ich etwas Schweres gehoben hatte, nach starker körperlicher Anstrengung.

Ich wurde operiert, aber der Chirurg sagte, mit dem Blinddarm sei alles in Ordnung gewesen. Am achten Tage nach der OP entwickelte ich eine ileo-femorale Thrombose. Ich bekam 12 Stunden lang Antikoagulanzien. Ich bekam dann starkes Nasenbluten und starke Blutungen aus dem Rektum. Daher brauchte ich dann Bluttransfusionen.

Am nächsten Tag bekam ich eine akute Pneumonie und Pleuritis, mit starken Schmerzen in der rechten Seite meines Brustkorbes. Die Blutuntersuchungen ergaben eine Infektion mit Staphylokokken. Deshalb erhielt ich viele sehr starke Antibiotika.

Die antibiotische Behandlung erstreckte sich insgesamt über einen Zeitraum von drei Monaten. Danach bekam ich eine Hepatitis, von den Injektionen. Die Hepatitis wurde mit Prednison behandelt. Zu allem Unglück gab es im ganzen Krankenhaus noch eine Salmonelleninfektion. Ich habe also auch noch eine Salmonellose entwickelt.

G.V.: Waren Sie die ganze Zeit im Krankenhaus? Und dort im Krankenhaus haben Sie sich mit Salmonellen infiziert?

Pat.: Ja, genau. Und nach den Salmonellen hatte ich noch eine Pneumonie, wieder eine, wieder auf der rechten Seite. Ohne Pleuritis. Ab diesem Zeitpunkt hatte ich Durchfall mit Blut, bis zu 20-mal am Tag, sechs Monate lang. Danach erhielt ich die Diagnose «unspezifische Colitis ulcerosa».

Während dieser sechs Monate wurde ich mit Hydrocortison behandelt. Mein gesamtes Leben nach diesen Begebenheiten war eine einzige Rekonvaleszenz-Phase. Es gab keine starken Verschlimmerungen, aber von Zeit zu Zeit fühlte ich genau die gleichen Befürchtungen, genau die gleichen Ängste wie gestern.

G.V.: Können Sie diese Furcht beschreiben? Ist es das Gefühl, dass etwas Schlimmes geschehen wird?

Pat.: Als ob mir etwas Schlimmes geschehen wird.

G.V.: Ihrer Gesundheit?

Pat.: Ja.

G.V.: Und haben Sie noch andere Ängste? Furcht vor der Dunkelheit, ...?

Pat.: Nein. In meiner Kindheit hatte ich andere Ängste.

G.V.: Hatten Sie Furcht vor Gewittern?

Pat.: Nein. Als ich sechs Jahre alt war, bekam ich einen Schreck. Ich lebte in einem kleinen Haus mit meinen Grosseltern...

(Vithoulkas hält das Video an und wendet sich zum Publikum)

G.V.: Passt das, war er beschreibt, auf irgendein Mittel, das wir besprochen haben? Passt er in irgendeines der beschriebenen Muster? Hat er die Intensität von *A c o n i t*?

Publikum: Nein.

G.V.: Hat er die Furcht vor dem Verrücktwerden von *C a l c i u m c a r b o n i c u m*?

Publikum: Nein.

G.V.: Hat er die Impulsivität und die Ausdruckskraft von *A r g e n t u m   n i t r i c u m*?

Publikum: Nein.

G.V.: Kommuniziert er so einfach wie *Phosphorus*?

Publikum laut: Neiiiin.

G.V.: Hat er die intensive Angst und übernatürliche Furcht von *Kalium arsenicosum*?

Publikum leiser: Nein.

G.V.: Nein, hat er nicht. Hat er die Intensität und die Furcht von *Stramonium*?

Publikum: Nein.

G.V.: Welche Mittel haben wir vergessen?

Publikum: Natrium muriaticum, Psorinum, ...

G.V.: Hat er die Angst von *Psorinum*? (*Schweigen*) Was hat er?

Sie müssen sein wie ein Detektiv, überlassen Sie nichts dem Zufall. Er sagte, als er sein Land verliess und sich auf die lange Reise nach Alonissos machte, begann seine Angst. Sie steigerte sich und steigerte sich, bis... Jetzt können wir nichts sehen.

Der Patient ist gekommen und sagt einfach «ja» und «nein». Aber das, was in seinem Inneren vor sich geht, das, was seine Kollegen mir beschrieben hatten, wie seine Panik sich steigert und steigert, bis er einen Punkt erreicht, an dem er sagt: «Ich muss zurück, ich kann nicht mehr bleiben» – all das zeigt er nicht. Wenn Sie ihn dort so sitzen sehen, dann ist er ruhig, antwortet, ist kontrolliert.

Sie haben also einen Patienten, der die Unterstützung verlor, die er zuhause höchstwahrscheinlich hatte, in seinem Land. Er verlor seine Partnerin. Gleichzeitig sehen Sie eine Entwicklung, eine Evolution. In der medizinischen Vorgeschichte dieses Patienten gibt es nichts Zufälliges. Seine Krankengeschichte geht immer tiefer und tiefer. Warum geht sie immer tiefer?

Weil bei keiner Begebenheit die erforderlichen Korrekturen vorgenommen wurden. Weder bei der ersten Gelegenheit, noch bei der zweiten Begebenheit, noch nicht einmal bei der dritten. Es ist also nun an einem Punkt angelangt, wo seine geistige und emotionale Ebene sehr gestört ist, und *dies* macht ihm am meisten zu schaffen. Nicht seine Colitis ulcerosa, die er entwickelt hat, nicht die Hepatitis etc. Sein Geistes- und Gemütszustand ist das, was ihn stört.

Er hat seine Unterstützung verloren. Er antwortet mit «ja» und «nein». Er ist nicht besonders kommunikativ.

An welches Mittel denken Sie daher zu diesem Zeitpunkt? Ich gebe Ihnen noch weitere fünf Minuten. Woran denken Sie? Was könnte sein Mittel sein?

Vorschläge aus dem Publikum: Natrium muriaticum, Arsenicum album, Nitricum acidum.

Sehen Sie? Durch diesen Eliminierungsprozess haben Sie einen Punkt erreicht, an dem Sie an die drei verbleibenden Mittel denken, die wir besprochen haben. Schauen wir uns also noch ein wenig mehr von dem Fall an.

(*Das Video geht weiter*)

G.V.: Haben Sie das Gefühl, an Gewicht zu verlieren?

Pat.: Ja.

G.V.: Sie können wegen Übelkeit nicht essen?

Pat.: Die letzten 24 Stunden konnte ich nichts essen.

G.V.: Haben Sie Fieber?

Pat.: Während der letzten vier Tage hat mein Körper sehr gefroren, aber der Kopf war heiss.

(Das Band wird angehalten)

G.V.: Erinnern Sie sich, was wir über die Differenzierungspunkte gesagt haben? Sie müssen nicht unbedingt auf der Geistes- und Gemütsebene sein, sondern können auch auf der körperlichen Ebene liegen. Was hat er empfunden? Welches Mittel hat eine grosse Frostigkeit des Körpers, während der Kopf heiss ist? Oh... nun sind wir schon Experten! *(Teilnehmer lächeln)* Jetzt wissen sie wahrscheinlich alle das Mittel. Welches Mittel ist es?

Publikum: A r s e n i c u m !

G.V.: Jaaa, A r s e n i c u m ! Das ist es. Sehr einfach. Sehen Sie, wie einfach es ist? Eine Gabe A r s e n i c u m   a l b u m , und der Mensch wird sich beruhigen und wird weiter am Unterricht teilnehmen können. Er wird heimfahren und glücklich sein.

Okay. Schauen wir uns noch ein wenig mehr an.

(Das Video wird fortgesetzt)

G.V.: Als sie Fieber gemessen haben, war die Temperatur da normal?

Pat.: An einem Tag war sie 37,1 Grad Celsius. Ansonsten war sie normal, kein Fieber.

G.V.: Trinken Sie Wasser?

Pat.: Ja, kleine Mengen.

G.V.: Häufig?

Pat.: Alle halbe Stunde ein Schlückchen.

(*Vithoulkas hält das Band an*)

G.V.: Haben Sie das gehört? Welches Mittel hat diese Art von Durst? Kleine Schlückchen Wasser, alle halbe Stunde... Dies ist wiederum ein Leitsymptom von *A r s e n i c u m   a l b u m*.

Es ist so einfach. Sobald man nicht mehr verwirrt, nicht mehr verloren ist, ist es ganz einfach. Das Problem des Homöopathen ist, dass er oft nicht mehr als 30 bis 45 Minuten pro Patient hat, und in dieser Zeit den Fall lösen muss. Deshalb: Wenn Sie mal eine Idee bekommen haben, stellen Sie zwei oder drei Fragen, die sich auf das Mittel beziehen, an das Sie denken, und dann ist das Mittel bestätigt. Und dann ist die Konsultation natürlich beendet. Diese Konsultation dauerte 10 Minuten.

Wenn Sie nun Fragen stellen in der Art von «Wie geht es Ihrer Grossmutter?», «Wie steht es um Ihren Grossvater?», «Was tun Sie zuhause? Machen Sie Gartenarbeit?» und andere irrelevante Dinge in dieser Art...

Warum fragen Homöopathen irrelevante Dinge? Weil sie nicht genügend Kenntnisse der relevanten Themen haben. Deswegen können Sie eine Frage nach der anderen stellen... Und am Ende ist der Fall immer noch nicht klar. Sie haben den Fall verwirrt! Und dann wissen Sie nicht mehr, was Sie tun sollen.

Aber so wollen Sie ja nicht arbeiten. Wenn Sie erst einmal die wesentlichen Leitsymptome der Arzneimittel kennen und der Patient wesentliche Leitsymptome des Mittels hat, dann gehen Sie einfach hin und geben es. Und das macht Sie zu einem professionellen Homöopathen.

Diejenigen von Ihnen, die die Ausbildung machen werden (*den Video-Kurs mit dem Lehrstoff des Kurses auf Alonissos*), werden Fälle sehen. Davon sind viele sehr schwierige Fälle. Und Sie werden die Follow-ups sehen und verfolgen können, was ein, zwei, drei Jahre nach Behandlungsbeginn passiert. Bei komplizierten Fällen, in denen die korrekten Arzneimittel in der richtigen Reihenfolge verordnet wurden, können sie sehen, wie es den Patienten zunehmend besser geht und sie wieder zu ihrer Gesundheit zurückfinden.

Das ist es, was wir von der Homöopathie erwarten. Nicht das, was wir bei manchen Fällen sehen, wo die Patienten nach drei Jahren und 20 Arzneimitteln immer noch über dieselben Beschwerden klagen. Das ist leider bei vielen professionellen Homöopathen der normale Verlauf. Viele behandeln und behandeln und berichten dann: «Dem Patienten ging es besser mit diesem Mittel, und er wurde auch von jenem Mittel gebessert, und dieses hat bei ihm auch gut gewirkt...»

Man betrachtet den Fall nach zehn Jahren und schaut nach, was die ursprüngliche Beschwerde war. Anfangs hatte er Kopfschmerzen. Und was hat er jetzt, nach zehn Jahren Behandlung? Kopfschmerzen! Was ist das also? Was ist «besser»? Es ist nicht genug, zu sagen «dem Patienten geht es besser». Im Video-Kurs werden Sie sehen, was man erwarten muss um sagen zu können: «Diesem Fall geht es wirklich besser.»

Sie müssen bestimmte Dinge sehen, bestimmte Phänomene bei fortgeschrittenen Fällen erkennen, bevor Sie sagen können: «Dem Fall geht es besser.» Und worin besteht der Unterschied zwischen dieser Art zu behandeln und einer anderen Art? Der Unterschied ist, dass ich weiss, dass dieses Mittel richtig ist und dass ich es wirken lassen muss. Ich muss dieses Mittel wirken lassen, bis das nächste Mittelbild sich entwickelt. Aber stattdessen neigen wir meistens dazu, in der Verschlimmerungsphase ein anderes Mittel zu verordnen, und dann noch ein anderes – etwas, was wir oft während der Erstverschlimmerung sehen, die ja die meisten Fälle haben.

Was tun Sie, wenn Sie ein Mittel nach dem anderen geben während der Verschlimmerungsphase, um die Verschlimmerung zu stoppen? Natürlich, der Patient klagt, über kleinere oder grössere Dinge. Aber wenn Sie wissen, dass Ihr Mittel wirkt, dann müssen Sie warten und schauen, wie weit es ihren Patienten bringen kann. Und nur dann greifen Sie ein. Das heisst also, der Zeitpunkt, an dem Sie eingreifen, ist sehr wichtig. Denn wenn Sie zu früh dazwischen gehen, verderben Sie die gute Arbeit, die durch die korrekte Verschreibung geschehen ist.

Und das ist genau, was passiert. Das erste Mittel ist eine korrekte Verschreibung, und das zweite Mittel verdirbt das dann. Das dritte Mittel macht alles noch schlimmer, und mit dem vierten Mittel kommt der Patient direkt wieder an den Ausgangspunkt zurück.

Das entspricht höchstwahrscheinlich Ihren Erfahrungen. Auch ich habe diese Erfahrungen gemacht, als ich diese Fehler machte. Wie kam ich denn zu diesen Prinzipien? Dadurch, dass ich die gleichen Fehler gemacht habe wie Sie heute. Und dann sagte ich: «Oh, mein Gott, hier habe ich nicht lange genug gewartet!»

Natürlich gibt es auch Fälle, wo Sie sofort intervenieren müssen, weil Sie den Fall sonst verlieren, auf Antibiotika oder chemische Medikamente zurückgreifen müssen, weil der Patient sich in Gefahr befindet. Es gibt also sehr wohl Fälle, wo Sie sofort einwirken müssen. Aber es gibt andere Fälle, bei denen Sie sehr lange warten müssen, bevor Sie überhaupt etwas sehen.

Im Video-Kurs werden Sie Fälle sehen, die total verwirrt sind, bei denen man keine Ahnung hat, welches Mittel sie brauchen, weil sie schon Hunderte von Mitteln bekommen haben. Sie wissen schon, diese Fläschchen mit den Mixturen drin... (*Teilnehmer kichern*) Und die Patienten können noch nicht einmal sagen, welche Mittel sie bekommen haben, denn in jeder Flasche waren 20 Mittel drin. 20 Fläschchen mit jeweils 20 verschiedenen Mitteln drin, macht 400 Arzneimittel. Und dann noch hohe Potenzen, niedrige Potenzen etc. Der Fall ist vollständig verwirrt. Wo fängt man an? Wie fängt man an? Wie lange muss man warten?

Oft muss man zwei, drei Jahre warten, bis das Bild anfängt, klarer zu werden, bis man ein klares Mittelbild erkennen kann. Dann ist der richtige Zeitpunkt gekommen, es zu geben. Und dann kann man sagen: «Jetzt wird es Ihnen viel besser gehen». Wenn Sie nicht alle diese Prinzipien unserer Wissenschaft kennen, können Sie das nicht erreichen. Vergessen Sie's. Sie geben zunächst das richtige Mittel und verderben den Fall dann binnen weniger Monate.

Was brauchten wir also, um in diesem Fall zu differenzieren? Zwei körperliche Symptome. Der Durst und die Hitze des Kopfes mit der Kälte des Körpers. Das brachte uns die Lösung. Das Bild, das wir sahen, passte zum Arzneimittelbild von *Arsenicum album*. Genau, wie wir gesagt hatten: Er bietet die Informationen nicht einfach an, er sagte nicht einfach: «Ich bin so ängstlich, ich habe solche Angst, ich fürchte mich vor dem Tod». Natürlich steht hinter allen Panikattacken Furcht. Es ist immer die Furcht, dass wir unser Leben verlieren könnten. Überleben! Der Überlebensinstinkt, der Selbsterhaltungstrieb kommt durch.

In manchen anderen Fällen haben wir natürlich Furcht, die vom sexuellen Überlebensinstinkt herrührt. Überleben durch Reproduktion, durch Fortpflanzung, durch die nächste Generation. Wenn dieser Instinkt gestört wird, dann haben wir Probleme.

Und welches ist der dritte, sehr tiefsitzende Instinkt in Menschen? Das spirituelle Überleben. Wenn es hier Störungen gibt, wenn hier Frustrationen entstehen, dann entwickeln sich Symptome. Wissen Sie, wir sind alle schwach. Wir brauchen diese Verbindung zu Gott, egal, welcher Religion wir angehören. Wir brauchen diese Verbindung, und es gibt einen Drang nach dieser Verbindung, um unser Überleben jenseits dieser Welt zu ermöglichen.

214

Alle diese Frustrationen auf allen diesen Ebenen führen zu Problemen, verursachen Krankheit. Sie würden sich wundern...

Ich hatte einmal eine Patientin, die ich 20 Jahre lang wegen Krebs behandelte. Der Krebs war völlig unter Kontrolle, es war wunderschön. Sie fuhr regelmässig nach London, um sich gründlich medizinisch untersuchen zu lassen. Alles war unter Kontrolle. In den letzten zwei, drei Jahren ihres Lebens war alles normal gewesen, und es ging ihr gut. Die Ärzte konnten nichts mehr finden.

Diese Frau hatte keine Kinder. Sie war verheiratet, aber in dieser Ehe nicht glücklich. Sie fühlte etwas für einen Mann, der ihre erste Liebe gewesen war. Sie hatten damals keine sexuelle Beziehung gehabt, sich nur an der Universität kennengelernt und Zeit miteinander verbracht. Weiter ging die Beziehung damals nicht, und sie trennten sich später. Aber nach 30 Jahren begegneten sie sich wieder.

Also: Sie war unglücklich in ihrer Ehe, begegnete ihrer ersten Liebe wieder und hing dann an dieser wieder auflebenden Beziehung. Aber dieser Mann war verheiratet, hatte zwei Kinder, und er sagte ihr: «Nun, weisst Du, wir können so nicht weitermachen. Ich mag zwar Deine Gesellschaft, verbringe gerne Zeit mit Dir, aber...» Sie trafen sich jede Woche, verbrachten eine Stunde gemeinsam, tranken Kaffee, tauschten sich aus. Die Frau hing wirklich an diesem Mann, sie schwelgte geradezu in der Verbindung zu ihm. Ausserdem war diese Frau an spirituellen Dingen interessiert. Sie gehörte einer spirituellen Gruppe an, die von einem Mann geleitet wurde, den sie für einen wahrhaft spirituellen Menschen hielt.

Plötzlich geschahen drei Dinge zur gleichen Zeit:

a) Sie liess sich von ihrem Ehemann scheiden, da sie ihm gegenüber nicht unfair sein wollte. Schliesslich liebte sie ja den anderen Mann. Obwohl sie mit ihm keine sexuelle Verbindung hatte, hatte sie das Gefühl, ihren Mann zu betrügen.

b) Sie setzte den anderen Mann ein wenig unter Druck. Der sagte daraufhin: «Nein, wir können uns nicht mehr weiter treffen. Ich möchte nicht meine Familie riskieren. Wir haben keine gemeinsame Zukunft.» Dies war für sie sehr frustrierend.

c) Der Leiter ihrer spirituellen Gruppe wurde als Heuchler entlarvt. Es wurde aufgedeckt, dass er Dinge tat, die mit einem spirituellen Menschen nicht in Einklang zu bringen waren.

Diese Frau erlitt also drei Schocks gleichzeitig. Der erste war die Scheidung von ihrem Mann. Obwohl es ihr Wunsch gewesen war, war es dennoch auch ein Schock, denn sie waren 25 Jahre verheiratet gewesen. Der zweite Schock war die Zurückweisung durch den Mann, den sie liebte. Und der dritte Schock war die Enttäuschung über ihren spirituellen Leiter.

Sie war bei mir in Behandlung, aber zu der Zeit, wo das geschah, weilte ich in den Vereinigten Staaten. Ich glaube, es war kein Monat nach diesen drei Begebenheiten vergangen, da explodierte der Krebs und füllte ihren gesamten Körper. Er war einfach überall. Sie war nur wenige Monate zuvor in London gewesen, und man hatte bei den Untersuchungen nirgends Krebs gefunden.

Aber unter der Einwirkung dieses Schocks explodierte der Krebs. Der Arzt, der sie betreute, sagte: «Komm, wir sprechen mit George.» Er war einer meiner Schüler und wollte die Dinge mit mir besprechen. Aber die Patientin verweigerte ihm die Zustimmung und verbot ihm, mich anzurufen. Was hatte das zu bedeuten? Das bedeutete, sie wollte gehen, sie wollte sterben. Die Enttäuschung war so gross, dass der Organismus auf so heftige Weise reagierte. Sie starb innerhalb von zwei Monaten.

Wir kennen alle ähnliche Beispiele. Solch ein Schock.

Ich erzähle Ihnen auch noch von einem anderen Fall, nur damit Sie sehen, wie das Unterbewusstsein, das, was wir Gewissen nennen, das Individuum erschüttern und den Organismus zerstören kann. In diesem nächsten Fall geht es um eine Frau, die für das Finanzamt arbeitet. Sie macht Dinge, die nicht in Ordnung sind, sie lässt sich von Leuten bestechen. Sie macht das ein-, zwei-, drei-, vier-, fünfmal. Und dann überkommt sie die Angst, dass sie erwischt werden könnte. Diese Angst wächst und wird immens gross. Der Organismus geht in die Knie, und innerhalb von wenigen Monaten ist die Frau tot. Der Krebs explodiert. Ende.

Das Gewissen kann den gesamten Organismus in Aufruhr bringen. Wir glauben, wir könnten ohne Probleme alles tun, was wir wollen. Ich bin kein Moralist. Ich spreche nur über Tatsachen. So etwas geschieht! Dies ist die häufigste Art und Weise, wie die kanzerogene Prädisposition explodiert. Wegen solcher Belastungen. Und in solchen Fällen kann man gar nichts tun. Vergessen Sie in solchen Fällen die Homöopathie! Diese Arten von Krebs können Sie vergessen. Aber was die Homöopathie anbieten kann, ist für die menschliche Rasse sehr wichtig. Es ist viel, viel wert. Weil so ein Ausgleich entsteht, ein Gleichgewicht. Was wird ausgeglichen? Die Pathologie. Denn wir sprechen hier von der Pathologie!

Wenn wir später über Eifersucht sprechen, dann werden Sie die Pathologie sehen. Sie ist unlogisch. Die Krankheit entstammt einem Blickwinkel, der nicht logisch ist. Wie wenn ich mich zum Beispiel selbst überschätze: «Ich bin der beste Homöopath der Welt.» (*Gelächter*)

Dann kommt jemand daher und sagt: «Das sind Sie nicht!» – «Warum?» – «Nun, wegen diesem und jenem, und sie haben xy behandelt und versagt, und ausserdem...»

Wenn ich mich überschätze, mich zu mehr mache, als ich bin, und dann erkenne, dass die Realität eine andere ist, dann erleide ich einen solchen Schock, dass ich binnen weniger Monate zerstört bin. Mein Organismus kann das nicht aushalten. Warum? Wegen eines aufgeblasenen Egos! Zeigen Sie mir mal die Rubrik im Repertorium.

Gemüt - Ichbezogenheit, Egotismus, Selbstüberschätzung

act-sp., alco.,*Alum.,* anac., anan., anh., arn., aur., bufo, *Calc.,* cic., cich., cimic., crot-t., cur., des-ac., eric-vg., fl-ac., *Iod., Lach., Lyc., Med.,* merc., *Nux-v., Pall.,* par., phos., **PLAT**., plb., sal-l., senec., *Sil.,* staph., stram., *Sulph., Verat.*

Ist doch gut, diese Mittel zu kennen, oder? Denn, hätte ich das Mittel genommen, dann hätte ich erkannt: «Oh, mein Gott..!»

Ich erinnere mich an den Fall einer Ärztin. Sie erzählte mir: «Ich fühlte plötzlich, dass ich überlegen bin. Besser als irgendjemand sonst. Ich fing an zu fühlen, dass meine Anwesenheit etwas ganz Wichtiges ist!» Ich dachte mir im Stillen: «Oh, gut, danke, dass Sie mir das gesagt haben» und verordnete ihr *Platina*. (*Gelächter*) Und ihrem Ego wurde die Luft abgelassen.

Später gestand sie eine Begebenheit: «Ich fuhr mit einem Taxi zu einem Ort. Dort angekommen wollte ich, dass das Taxi vorfährt und vor allen anderen Leuten anhält, damit die sehen können, dass ich aus dem Taxi steige!» Für sie war eine Ankunft mit einem Taxi etwas ganz Grosses. Das ist kein logisches Denken! Das ist etwas, was von einer Pathologie im Inneren angetrieben wird, etwas, das man nicht kontrollieren kann.

Wissen Sie, sie wusste, dass es Unsinn war! «Was für ein Quatsch! Ich komme mit einem Taxi an, na und? Das ist doch nichts Besonderes. Aber dennoch hatte ich dieses Gefühl in mir, dass ich wichtig bin, weil ich mit einem Taxi vorfahre...»

(*sucht nochmals die Rubrik «Ichbezogenheit» im Repertorium*)

Gemüt - Ichbezogenheit, Egotismus, Selbstüberschätzung

act-sp., alco.$_{a1}$ *Alum.*, anac., anan., anh., arn., aur., bufo, *Calc.*, cic., cich., cimic., crot-t., cur., des-ac., eric-vg., fl-ac., *Iod., Lach., Lyc., Med.*, merc., *Nux-v., Pall.*, par., phos., **PLAT.**, plb., sal-l., senec., *Sil.*, staph., stram., *Sulph., Verat.*

In dieser Rubik sehen Sie *Platina* dreiwertig.

Sulphur ist hier im zweiten Grade aufgeführt. *Sulphur* hat auch eine falsche Vorstellung von sich selbst. Genauso wie *Medorrhinum*! Nur zur Unterscheidung: In welcher Hinsicht fühlt *Sulphur* sich überlegen? Bezüglich intellektueller Angelegenheiten.

Medorrhinum fühlt sich in *sexuellen* Dingen überlegen. Es denkt zum Beispiel: «Ich kann jede Frau haben, die ich will.» Diese Art von Überheblichkeit.

Und *Platina* fühlt sich auf abstrakte Weise überlegen: «Ich stamme von xyz ab, das ist etwas ganz Besonderes» oder: «Ich bin schöner als andere, besser als andere...»

Egal, worum es sich dreht – immer mehr und/oder besser als andere. Dies kann bei *Platina* alles betreffen.

Und wenn wir dann die Rubrik «Selbstsucht, Egoismus» anschauen...

Gemüt - Selbstsucht, Egoismus

agar. androc. anh. aq-pur. arizon-l. ars. asaf. aur-m-n. bell. *Calc.* calc-f. caust. cench. chin. choc. cic. crot-t. granit-m. hydrog. ign. ignis-alc. *Kola* lac-h. lach. *Lyc.* marb-w. *Med.* merc. mosch. nat-m. nit-ac. *Nux-v.* *Oxyg.* *Pall.* phos. **PLAT.** plb. positr. *Puls.* Pyrus sal-fr. senec. sep. sil. stront-c. *Sulph.* tarent. tax. thuj. tub. ulm-c. valer. *Verat.*

Diese Rubrik ist mit zu vielen Mitteln vollgepackt worden. Das ist das Problem unserer Repertorien. Zu viele Informationen! Schauen wir mal, wie die Rubrik im ursprünglichen Kent-Repertorium aussieht:

Gemüt-Selbstsucht, Egoismus

agar, asaf, crot-t, ign, *medo,* mosch, *puls, sulph,* valer

Sehen Sie den grossen Unterschied? In Kents Repertorium standen da nur *Agaricus, Asa foetida, Croton tiglium, Ignatia, Medorrhinum, Moschus, Pulsatilla, Sulphur, Valeriana.* Das war die Original-Rubrik! Und *Platina* ist natürlich eine korrekte Ergänzung.

Aber all die anderen Mittel, die da hinzugefügt wurden... Haben wir da wirklich verlässliche Informationen? Genügen sie, um das Mittel in dieser Rubrik zu platzieren? Das ist die grosse Frage, die es zu lösen gilt! Deswegen habe ich das grosse Projekt begonnen, von dem ich Ihnen erzählte. Sie finden es auf unserer Website unter «Exciting Information». Hier finden Sie Informationen, die durch tatsächliche Fälle bestätigt wurden, korrekt behandelte Fälle, in denen sich zeigte, dass das Mittel dieses Symptom tatsächlich besitzt.

Wenn Sie einen Patienten behandeln, dann ist es sehr gefährlich, das, was Sie vom Patienten wahrnehmen, als zum Arzneimittel gehörig ins Repertorium nachzutragen.

Ich sage Ihnen was: Unsere westliche Gesellschaft, die Bevölkerung des Westens, ist sehr krank. Nach homöopathischem Verständnis ist die westliche Bevölkerung kränker als die Menschen in unterentwickelten Ländern oder sogenannten Entwicklungsländern, wie beispielsweise Südamerika, Indien, Afrika, ... Wir sind kränker. Was heisst das?

(Malt mehrere gezackte Linien übereinander, wie übereinander gezeichnete Fieberkurven. Jede Linie repräsentiert mit ihren jeweiligen Zacken=Symptomen das Bild eines Arzneimittels.)

Wir haben hier Symptome. Grosse Symptome bei den hohen Zacken, kleine Symptome bei den niedrigen Zacken. Das erste Mittel *(= die oberste «Fieberkurve»)* ist *Arsenicum*. Aber meistens befindet sich unter der Schicht des ersten Mittels eine weitere Schicht.

Eine *Phosphorus*-Schicht zum Beispiel. Und was tut diese darunter liegende Schicht? Einige ihrer Symptome spitzen direkt durch die *Arsenicum*-Schicht nach oben durch.

Aber dieser Mensch ist nicht sehr krank. Wenn er nur zwei Arzneimittel benötigt, um gesund zu werden, dann ist er nicht sehr krank. Aber wenn unter der *Phosphorus*-Schicht die Schicht eines weiteren Arzneimittels ist, zum Beispiel von *Calcium carbonicum*, und auch diese Schicht eine oder zwei starke Symptome hat, die bis nach oben durchspitzen, dann wird der Fall verwirrt. Sehen Sie, wie der Fall jetzt verwirrt ist? Das Bild ist nicht mehr klar.

Und wenn *Sulphur* die Schicht sein sollte, die unter allen anderen drunter liegt, und von *Sulphur* ein Symptom geradewegs bis nach oben durchgeht, dann ist das Bild zu Behandlungsbeginn sogar noch mehr verwirrt. So etwas sieht man in der westlichen Bevölkerung sehr häufig. Krank sind wir aus verschiedensten Gründen. Wir führen einen falschen Lebensstil, leben nicht in Einklang mit unserem Gewissen.

Betrachten Sie sich doch einmal selbst. Wie oft haben Sie schon entgegen Ihrem Gewissen gehandelt? Jedes Mal, wenn Sie das getan haben, haben Sie bestimmte Symptome weggedrückt, und ein anderes Symptom kam hoch. Aber warum handeln wir so leicht entgegen unserem Gewissen? Wir glauben, das mache nichts aus. Warum? Weil wir von unseren Vorfahren bereits eine Prädisposition in uns tragen.

Vielleicht hatten sie Syphillis oder Gonorrhoe, vielleicht erhielten sie viele Antibiotika, vielleicht wurden sie viel geimpft etc. Ihr Organismus erhielt von verschiedensten Quellen viele Verletzungen. Das Ergebnis dieser ganzen Prädisposition, plus die Einflüsse auf den Organismus durch Chemikalien, Impfungen, anderen solchen Dingen...

Wir können einfach sagen: «Ach, vergiss es doch – ich schiebe das einfach beiseite.» Und Sie können das beiseite schieben! Ein Beispiel: Sie haben einen Bruder oder eine Schwester, und Sie müssen das Erbe ihrer Eltern untereinander aufteilen.

Sie müssen alles in gleiche Teile teilen und fair sein. Aber sie beschliessen, sich ein grösseres Stück des Kuchens zu nehmen, und ihren Bruder mit weniger abzuspeisen. Macht nichts.

Ich spreche von solch einfachen Dingen. Gesunde Menschen machen so etwas nicht! Sie würden sagen: «Nein, das ist unfair!» Und manchmal sind wir ja auch fair, aber manchmal auch unfair.

Noch ein anderes Beispiel. Wir denken uns: «Sollen die Armeen in Afrika die afrikanische Bevölkerung doch umbringen...» Dort werden Kinder getötet, unschuldige Menschen. Das ist nicht korrekt, aber im Grunde genommen berührt es uns nicht. Käme aber die Armee und tötete Ihr eigenes Kind...

Was würde dann passieren? Sie würden das niemals zulassen! Warum sind wir nicht mehr empfindsam? Warum haben wir unsere Sensitivität verloren? Warum haben wir die Leitlinien in uns verloren?

Haben Sie Geld? Ja? Okay. Dann können Sie tun und lassen, was Sie wollen. Sie haben kein Geld? Dann sind Sie nichts, gar nichts. Sie sind ein Landwirt? Das ist ja nichts! Ich bin ein Arzt! Sie: Bauer – ich: Arzt. Aber wie kann man nur so reden? Ein Landwirt produziert die Nahrung, von der wir leben. Ohne sie können wir nicht weitermachen! Daher ist der Wert dieses Menschen doch mindestens gleichauf mit Ihrem Wert. Aber wir haben ein falsches Verständnis von Werten. Was sind die Werte unserer Gesellschaft?

Und dann gibt es auch das umgekehrte Phänomen. Wie bei den Taliban. Die sagen: «Zur Hölle mit Euch! Ihr seid böse Menschen, mit Euch wollen wir nichts zu tun haben!» Die gehen ins andere Extrem, bei dem die menschliche Aggression herauskommt und töten will.

Warum? Weil wir unser Gleichgewicht, unsere Grenzen verloren haben. Der Krieg zur Zeit *(in Afghanistan; Anm.d.Übers.)*, oder die Terrorangriffe *(z.B. auf das World Trade Center in New York; Anm.d.Übers.)* – wäre es dazu gekommen, wenn wir als Bevölkerung der westlichen Welt dem Rest der Welt gegenüber gerecht gewesen wären? Welchen Grund können Menschen haben, sich umzubringen, wenn nicht, um zu zeigen, dass sie ungerecht behandelt worden sind?

Natürlich will ich damit die Handlungen der Terroristen nicht rechtfertigen! Mit Sicherheit nicht.

Wir sind auch revolutionäre Leute. Wir sagen auch Dinge, auf die niemand achtet. Hier sitzen 400 Menschen, die zuhören. Was ist aber mit den Millionen anderer? Wer von denen würde hierher kommen, hier im Raum bleiben und mir zuhören? Die würden doch einfach rausgehen und sagen: «Was um alles in der Welt erzählt der da?!»

Dennoch denken zumindest einige von Ihnen: «Vielleicht hat er recht.» Warum? Weil wir unsere Gesundheit, unser Gleichgewicht verloren haben. Und hier kommt die Homöopathie ins Bild.

Sie sagt: «Du bist selbstsüchtig, egotistisch – *Platina*!» «Du bist egotistisch und glaubst, du weisst alles – nimm *Sulphur*!»

«Und du, du denkst, du kannst dir in sexueller und sonstiger Hinsicht alles erlauben – nimm *Medorrhinum*!» Und so weiter. Und dann entsteht wieder ein Gleichgewicht! Deshalb ist es für die Menschheit so wichtig, gute, korrekte Homöopathie zu bekommen. Das ist wirklich wichtig. Nun ja, wir werden sehen... Ich glaube, Sie haben jetzt genug davon... *(Teilnehmer lachen, langanhaltender Applaus)*

2. KAPITEL EIFERSUCHT

G.V.: Wir werden über Eifersucht und die Differentialdiagnose sprechen. Aber bevor wir dies tun, möchte ich gerne wissen: Glauben Sie, dass das Gefühl von Eifersucht pathologisch ist oder ein normales Gefühl? (*Stille im Saal*)

Die Antwort ist nicht einfach. Wir können es nicht genau sagen. Deshalb müssen wir herausfinden, was wir genau meinen, wenn wir sagen, wir behandeln Eifersucht. Denn wenn wir behaupten, Eifersucht sei pathologisch, wäre das meiner Meinung nach ein Fehler. Es liegt in der Natur des Menschen zu glauben, alles, was ihm gehört, sei seins. Und wir teilen nicht gerne mit anderen. Innerhalb dieser Grenzen ist es also eine normale Erscheinung.

Betrachten wir mal Eifersucht in einer Beziehung, zwischen zwei Menschen, die sich lieben und Eifersucht empfinden. Wir müssen zugeben: Wenn da keine Eifersucht gefühlt wird, dann gibt es zwei Möglichkeiten... (*Publikum lacht*)

Sie kennen die eine Möglichkeit: Es ist keine wirkliche Liebe. Aber in Fällen, wo wir sagen, wir lieben wirklich, aber es ist uns egal, wir sind nicht eifersüchtig – da brauchen wir ein Mittel. (*Publikum lacht*) Denn Gleichgültigkeit in dieser Situation ist auch pathologisch, wenn man in einer Beziehung ist, vor allem in einer erotischen Beziehung. Warum sage ich «erotisch»? Weil Erotik die Vorstellung enthält, den anderen zu begehren. Das sexuelle Verlangen. Was ist Eros? Eros ist das Verlangen, etwas zu besitzen, was einem nicht wirklich gehört. (*Gekicher*)

Sie sind in einer Situation, in der Sie wirklich danach verlangen, dass dieser Mensch der Ihre wird. Und dann haben Sie das Gefühl, dass er nun Ihrer ist. Sobald Sie so empfinden, ist die Erotik dahin, das Verlangen ist vorbei. (*Gekicher*) Ich weiss nicht genau – können Sie mir folgen...? (*Gelächter*) Ach, ich glaube, Sie verstehen schon mehr oder weniger...

Um glücklich zu sein brauche ich das Gefühl, dass das Objekt meiner Begierde nach und nach meins geworden ist. Nun ist dieser Prozess ein langsamer Prozess. Er geschieht innerhalb einer Beziehung zwischen zwei Menschen. Scheinbar erfüllt er sich in einer Beziehung bei der sexuellen Begegnung, wenn einer (in sexueller Hinsicht) in den anderen eindringt. Dieser ganze Prozess beginnt mit einem Flirt. Dann steigert sich das erotische Verlangen mehr und mehr, bis man schliesslich einen Höhepunkt erreicht, die Erfüllung des Verlangens. Dies geschieht im sexuellen Akt. Das ist das, was wir Menschen fühlen. Dies sind grundlegende Gefühle, die jeder von uns hat.

Dieser Prozess kann über Monate oder Jahre gehen. Innerhalb dieses Prozesses sind Eifersuchtsgefühle notwendig und nicht pathologisch. Während dieser Phase möchte man, dass der andere ausschliesslich einem selbst gehört. Und daher führt die leiseste Abweichung von dieser Vorstellung zu Aufruhr, löst ungute Gefühle, Kummer oder was auch immer aus. Eifersuchtsgefühle sind innerhalb menschlicher Beziehungen ein normales Phänomen.

Diejenigen, die in diesem Zusammenhang keine Eifersucht empfinden, haben ein Problem. Ihre Gefühle sind verletzt und beschädigt worden, sind betäubt oder stillgelegt worden. Man besteht nur noch aus Hirn, ohne Herz. Das ist nicht gut. Das ist kein gutes Gleichgewicht. (*Stille im Publikum*)

Löse ich etwas in Ihnen aus? (*Gekicher*) Ich kann Ihren Augen Ihre Gedanken ansehen: Hat er recht? Liegt er falsch? Wie ist es denn bei mir? Wie habe ich mich verhalten? Wann habe ich aus Eifersucht eine Szene gemacht? Und so weiter...

Nun komme ich zur Pathologie. Dabei ist es genauso wie mit dem Wassertrinken. Wenn jemand sagt: «Ich habe Durst», dann schlägt man nicht gleich im Repertorium die Rubrik «Durst» nach. Denn wenn man nicht trinkt, dann stirbt man. Wenn jemand aber übermässig viel Wasser trinkt, immer eine Flasche in der Hand hat und trinkt, dann ist das pathologisch. Übermässiges Verlangen nach Wasser ist genauso pathologisch wie überhaupt nicht zu trinken. Wenn jemand sagt: «Ich brauche gar kein Wasser», dann stimmt etwas mit dem Organismus nicht. Genauso ist es mit der Eifersucht: Wenn die Eifersucht überwältigend und unlogisch wird, dann wird sie pathologisch. Dann leidet man ohne wirklichen Grund. Solche pathologischen Zustände werden wir näher betrachten.

Zuerst betrachten Sie bitte die Rubrik «Eifersucht» in Ihrem Repertorium:

Gemüt - Eifersucht

am-s. *Aml-ns.* anac. anan. *Apis* ars. *Aur-m-n.* bamb-a. bar-s. bufo calc-p. *Calc-s.* camph. *Cench.* cham. *Cocain.* cocc. coff. coloc. crot-c. cystein-l. ferr-s. gal-ac. gels. haliae-lc. ham. **HYOS.** ign. ilx-a. ip. kali-act. kali-ar. kali-c. kali-s. *Kola* lac-leo. **LACH.** lil-t. lyc. *Mag-s. Med.* merc. morg-g. nat-s. nat-sil. *Nux-m.* **NUX-V.** op. ph-ac. pin-con. plat. positr. *Puls.* raph. sabad. sacch. sal-fr. sep. *Staph. Stram.* sul-ac. sulph. thuj. verat. vip.

Wenn Sie diese Rubrik anschauen, dann stechen Ihnen zwei Mittel besonders ins Auge: *Lachesis* und *Hyoscyamus*. Das dritte, darauf folgende Mittel ist *Nux vomica*. Es ist dreiwertig in dieser Rubrik. *Lachesis* und *Hyoscyamus* wurden von der Wertigkeit her in den vierten Grad erhoben. Deren Zustände sind völlig jenseits aller Logik und pathologisch.

Nux vomica wurde vom zweiten in den dritten Grad erhoben. Wenn Sie nun jemanden fragen, ob er eifersüchtig ist, und er das bestätigt, dann müssen Sie zum Repertorium greifen und entscheiden, welches Mittel er braucht.

Ich beginne mit der Unterscheidung zwischen *Lachesis* und *Hyoscyamus*, den beiden Hauptmitteln, und erzähle Ihnen einige Details über deren Pathologie.

LACHESIS

Buschmeisterschlange

GEISTES- UND GEMÜTSSYMPTOME:

- **EIFERSÜCHTIG.**

- **GESCHWÄTZIGKEIT** mit wechselnden Themen.
  Springt von einem Thema zum nächsten.

- Furcht vor Schlangen, vor Herzerkrankung.

KÖRPERLICHE SYMPTOME:

- **Aussetzen der Atmung während Schlaf, fährt
  voller Schreck hoch mit Furcht zu ersticken.**

- **Der Ischias ist rechtsseitig.**

- Asthmatische Atmung während oder nach Schlaf.

- Herzklopfen schlimmer beim Liegen auf der linken
  Seite.

- Die Haut ist **bläulich**-violett verfärbt.

ALLGEMEINE SYMPTOME:

- **Linksseitige Beschwerden**, mit Beteiligung des
  Herzens.

- **Liegen auf der linken Seite ist unmöglich.**

- Der Schmerz kommt in Wellen.

- Die Schmerzen können von links nach rechts gehen.

- Empfindlich gegen Berührung.

- Unverträglichkeit von engen Kragen.

MODALITÄTEN:

- Besserung:

  **Absonderungen, wenn der Fluss der
  MENSTRUATION beginnt.**

- Verschlimmerung:

  VOR UND NACH DEM NÄCHTLICHEN SCHLAF,
  Unterdrückung der Absonderungen, **Hitze,**
  Hitzewallungen, Liegen auf der linken Seite.

G.V.: Ich beginne mit *L a c h e s i s*. Jeder weiss, dass *L a c h e - s i s* sehr eifersüchtig sein kann. Aber was für eine Art von Eifer-

Starke und leiden- sucht ist das? Diese Art von Eifersucht kommt
schaftliche von *L a c h e s i s*-Menschen, die voller Gefühle
Eifersucht und Leidenschaften sind. *L a c h e s i s*-Menschen habe starke, volle, leidenschaftliche Gefühle.

Wenn also in solchen Menschen Eifersuchts-Gefühle aufkommen, dann sind auch diese Empfindungen stark, voll und leidenschaftlich.

Bei der Eifersucht von *L a c h e s i s* in Beziehungen gibt es noch eine andere Dimension, und zwar folgende: *L a c h e s i s*-Menschen sind ihrem Partner treu. Das bedeutet, sie gehen nicht leicht Beziehungen oder Affären ein. Auch nach einer Trennung gehen

Gefühl, die andere sie nicht schnell eine neue Beziehung ein. Nein,
Person sei sein sie sind treu, sie hängen an dem Menschen, den
Besitz sie lieben, und binden sich immer mehr an ihn.
Und dann entsteht das Gefühl von *Besitz. L a c h e s i s* hat ganz stark das Gefühl, dass ihm der andere Mensch gehört. «Du gehörst jetzt mir.» Sie tun alles für den anderen Menschen. Sie helfen, erledigen Sachen für ihn, was auch immer – solange der andere weiss, wohin er den Blick zu richten hat, solange er die Blicke nicht schweifen lässt, solange er nicht den geringsten Anflug von Untreue zeigt.

Ein Beispiel: Können Sie sich diesen Menschen vorstellen? Es kann ein Mann oder eine Frau sein. Für beide gilt das Gleiche. Ein Mensch voller Gefühle, der dem anderen total verbunden ist, und die Gefühle schliessen erotische, sexuelle Elemente mit ein. Er ist mit ganzem Herzen in dieser Beziehung und geniesst den gemeinsamen Sex. Das Zusammensein mit dem anderen tut ihm gut, er zieht Freude daraus. Das bedeutet, jedes Mal, wenn er in Kontakt mit dem geliebten Menschen steht, bei jedem körperlichen Kontakt entsteht Wohlbefinden. So muss man sich *Lachesis*-Menschen denken: Sie können sich nicht vorstellen, dass andere Menschen nicht genau so empfinden wie sie.

Der Partner jedoch versteht nicht, wie stark *Lachesis* in die Beziehung involviert ist, wie tief das geht, wie stark *Lachesis* darin aufgeht. Sie gehen zum Beispiel zusammen auf eine Party. Sie werden dort einem neuen Paar vorgestellt, und die Frau des *Lachesis*-Mannes und der Mann des anderen Paares begrüssen sich. Bereits in dem Moment, in dem die Hände der beiden sich aufeinander zubewegen, spürt *Lachesis* die ganze Elektrizität, die er seiner Frau gegenüber empfindet, und denkt: «Genau das Gleiche, genau diese Elektrizität, diese Chemie, wird sich jetzt zwischen diesen beiden aufbauen, sobald sie sich berühren! Oh...!»

In diesem Moment vereinen sich die beiden Hände zum Handschlag: «Schön, Sie kennenzulernen.» *Lachesis* fühlt: «Oh! Was hat das zu bedeuten?» Allein schon, dass seine Frau jemand anderen einfach berührt, erzeugt in *Lachesis* schon das Gefühl: «Oh, sie mag ihn! Sie mag ihn!» Dieses Gefühl wird mehr, es kann sich ständig steigern. Es kann viel pathologischer werden als das, was ich Ihnen hier als Beispiel gebe. Allein schon deswegen zu leiden, weil der andere neue Menschen kennenlernt...

Denn *Lachesis* meint, dass jeder, der mit dem geliebten Menschen in Kontakt kommt, egal welcher Art dieser Kontakt ist, das gleiche Wohlbefinden erlebt wie *Lachesis* selbst, wenn er mit diesem Menschen zusammen ist, und vor allem, wenn er sexuell mit dem geliebten Menschen zusammen ist.

Schliesslich wird *Lachesis* schon auf die Tochter eifersüchtig, wenn sie den Vater berührt! «Das hat einen Hauch von Erotik!» *Lachesis*-Mütter können enorm eifersüchtig auf ihre Töchter sein! Und sie fangen an, sich ihren Töchtern gegenüber wirklich schlecht zu benehmen. Einige von Ihnen kennen das vielleicht, haben das vielleicht am eigenen Leibe erlebt, wie schlecht solche Mütter ihre Kinder behandeln können. Vor allem Frauen, Mütter, die mit ihrem Ehemann so eng verbunden sind. Die können ihre Kinder enorm schlecht behandeln.

Diese Art von Eifersucht wird für den Patienten zunehmend qualvoller. Es ist eine wirkliche Folter! Denn die Eifersucht kann jederzeit, in jedem Augenblick aufsteigen, nur weil sie das Gefühl haben, hier könnte irgendeine Art von erotischem Zustand angestossen werden. Es kann zu paranoiden Stadien kommen, in denen die Ehefrau zuhause auf dem Balkon sitzt, so um die Zeit, wo ihr Mann nach Hause kommen müsste. Normalerweise kommt er so um 14.30 Uhr. «Er sollte doch bereits hier sein! Es ist schon 14.32 Uhr!» Vom Balkon aus sieht sie ihn kommen. Auf seinem Weg nach Hause kommt er an einem Geschäft vorbei. Er wendet im Vorbeigehen den Kopf und betrachtet die Auslage, dann geht er weiter.

Qualvolle Eifersucht

Die Frau denkt: «Oh! In dem Laden arbeitet doch dieses Mädchen! Sie sieht recht gut aus... Wahrscheinlich interessiert mein Mann sich für sie!» Wenn der Mann nach Hause kommt, fragt sie: «Wo bist du denn gewesen?»

Er sagt: «Was meinst du, wo ich gewesen bin? Es ist doch nur drei Minuten nach halb. Ich meine, das sind doch nur drei Minuten...» Sie wird sagen: «Ja, aber...», dies und das und so weiter... Am nächsten Tag sitzt sie auf dem Balkon, um ihn zu beobachten. Wird er wieder in den Laden schauen? Vielleicht kommt die junge Frau sogar gerade in dem Moment aus dem Geschäft, in dem der Mann dort vorübergeht, und vielleicht sagt er **Macht aus Eifersucht** sogar im Vorbeigehen noch «Hallo». Dann läuft **eine Szene** das Fass über. Das führt zu einer Explosion, sobald er die Wohnung betritt. «Du hast dies getan, du hast das getan...!!» Er wird erwidern: «Moment mal, was? Mit wem?? Nun aber mal langsam...!»

Es gibt Paare, die über Jahre hinweg unter solchen Umständen leben. Und natürlich gewöhnen sie sich früher oder später daran. Anders geht es nicht. Die einzige Alternative wäre, sich zu trennen, sich scheiden zu lassen, oder aber die Situation eben zu ertragen. Manchmal jedoch ist die Situation absolut uner- **Eifersucht entbehrt** träglich. Weil es nicht um Dinge geht, die sich **jeder Grundlage** tatsächlich ereignen. Dieses Misstrauen entbehrt jeder Grundlage. Das, was vermutet wird, geschieht in Wirklichkeit gar nicht! Es findet nur in der Vorstellung von *L a c h e s i s* statt.

Natürlich ist *L a c h e s i s* in anderen Bereichen auch eifersüchtig. Nehmen wir zum Beispiel mal einen sehr reichen

Menschen. «Ich bin zwar reich, aber ich bin neidisch auf diejenigen, die mehr haben als ich.» – «Aber du hast doch viel Geld. Was wirst du damit machen?» – «Darum geht es doch nicht. Ich will einfach nicht, dass irgendjemand mehr hat als ich.» Dieser Mensch leidet!

«Ich leide, weil ich auf meinen Sohn neidisch bin.» – «Warum beneiden Sie ihn?» – «Er ist grösser als ich. Er ist stärker als ich.» Eifersucht und Neid. Du hast etwas, was ich nicht habe. Und das verursacht Leiden. Das ist pathologisch, und wir versuchen wieder ein Gleichgewicht herzustellen, indem wir *L a c h e s i s* verschreiben. Wir haben also diese Art von Mensch, voller starker, erotischer, leidenschaftlicher Gefühle... Wie ich schon sagte, sind *L a c h e s i s* treue Menschen. Sie ziehen es sogar vor,... Zeigen Sie mir mal die Rubrik «Masturbation»:

Männliche Genitalien - Masturbation, Neigung zur

agar. agn. *Alum.* alumn. ambr. *Anac.* **ANAN.** androc. *Apis* arg-met. *Aur. Bar-c.* bell. *Bell-p.* **BUFO** calad. calc. *Calc-p.* cann-i. cann-s. **CARB-V.** carc. *Caust. Chin. Cina* cocc. *Coff. Con.* dendr-pol. *Dig.* dios. dros. falco-pe. *Ferr. Gels.* grat. hyos. *Kali-br.* kali-p. kola **LACH.** *Lyc. Med. Meph.* merc. mosch. nat-m. *Nux-v. Op.* **ORIG.** *Ph-ac. Phos.* Pic-ac. **PLAT.** *Plb.* podo. *Puls.* sal-n. sec. sel. **SEP.** sil. *Stann.* **STAPH.** stict. stram. *Sulph.* tarent. thuj. *Tub. Ust.* zinc.

Weibliche Genitalien - Masturbation; Neigung zu

agn. alum. ambr. *Anac.* anan. *Apis* aur-ar. bamb-a. *Bar-c.* bell-p. bufo *Calad.* calc. *Calc-p. Carc.* caust. *Chin.* coff. dros. *Gels. Grat.* haliae-lc. **HYOS.** *Kali-br.* kali-p. *Lach.* lil-t. *Lyc.* med. mosch. *Nat-m. Nux-v. Onos.* op. **ORIG.** orig-v. *Ph-ac.* phos. pic-ac. **PLAT.** puls. raph. sal-n. sec. sel. sep. sil. **STAPH.** stict. stram. *Sulph.* tarent. thuj. *Tub.* ust. **ZINC.**

Sie ziehen es vor, zu masturbieren, anstatt eine neue Affäre anzufangen. Das bedeutet, wenn ihr eigenes Verlangen stärker ist als das ihres Partners, dann ziehen sie es vor, dieses Verlangen durch Masturbation zu befriedigen, statt mit einem anderen Menschen etwas anzufangen. Das würde ihnen nicht leicht fallen.

Warum? Weil die Bindung an den Partner so stark ist und die Gefühle für ihn so intensiv sind. Daher hat *L a c h e s i s* Schwierigkeiten, mit anderen Menschen Affären einzugehen. Und das Misstrauen, die unverhältnismässige Eifersucht ist jenseits aller Normen, ist paranoid.

Misstrauen, Argwohn, stellt sich während der eifersüchtigen Phase Dinge vor. *L a c h e s i s* ist eines der Hauptmittel für Menschen, die sehr eifersüchtig sind. Wenn Eifersucht zu Misstrauen fortschreitet, dann kann es auch noch weiter

Unverhältnismässige Eifersucht, Misstrauen bis Paranoia

gehen, bis zur Paranoia. Vielleicht denken sie sogar, ihre Familie arbeite darauf hin, sie in eine Anstalt für Geisteskranke einweisen zu lassen.

Manchmal sieht man bei dieser Art von Eifersucht auch das Gegenteil. Das heisst, in diesen Fällen reduziert sich das sexuelle Verlangen aufgrund der Eifersucht. Es kann also auch *L a c h e s i s*-Fälle geben, die kein sexuelles Verlangen mehr haben. Das Verlangen ist weg, verschwunden. Warum?

(Sucht nach der Masturbations-Rubrik...)

Männliche Genitalien - Masturbation, Neigung zur

agar. agn. *Alum.* alumn. ambr. *Anac.* **ANAN.** androc. *Apis* arg-met. *Aur.* Bar-c. bell. *Bell-p.* **BUFO** calad. calc. *Calc-p.* cann-i. cann-s. **CARB-V.** carc. *Caust.* Chin. *Cina* cocc. *Coff.* Con. dendr-pol. *Dig.* dios. dros. falco-pe. *Ferr. Gels.* grat. hyos. *Kali-br.* kali-p. kola **LACH.** *Lyc. Med. Meph.* merc. mosch. nat-m. *Nux-v. Op.* **ORIG.** *Ph-ac. Phos.* Pic-ac. **PLAT.** *Plb.* podo. *Puls.* sal-n. sec. sel. **SEP.** sil. *Stann.* **STAPH.** stict. stram. *Sulph.* tarent. thuj. *Tub. Ust.* zinc.

Sepia sollte nicht so hochwertig in dieser Rubrik stehen. Aber sehen Sie? *Lachesis* hat ein starkes Verlangen zu masturbieren. Warum? Jedes Mittel in einer Rubrik - auch wenn die Rubrik nur aus einem kleinen Satz, einem einzigen Wort besteht - hat seine eigene Weise, ein Symptom zu zeigen. Es ist nicht nur Masturbation, nein.

Wie ich sagte, masturbiert *Lachesis*, weil er mit dem anderen Menschen nicht genug Befriedigung bekommt. Sie erkennen, dass sie es übertreiben, dass der Partner da nicht mehr nachkommen kann oder nicht darauf vorbereitet ist, so tief in diesen Bereich einzudringen, und daher befriedigt *Lachesis* sein Verlangen mit Masturbation.

Platina: Warum masturbiert *Platina*? Da gibt es andere Gründe. Wissen Sie, warum? Weil *Platina* fast nie einen Orgasmus erreicht, der tief genug geht. Die Orgasmen sind meist oberflächlich. Daher kann es sein, dass sie Geschlechtsverkehr haben, vor allem Frauen, und aufgrund des nur oberflächlichen Orgasmus nach fünf Minuten schon weitermachen wollen, und dann nach fünf Minuten schon wieder, und so weiter. Sie wollen immer wieder weitermachen.

Aus diesem Grunde finden wir die sogenannte «Nymphomanie» bei *Platina*, weil sie nie wirkliche Befriedigung finden. Die tiefe Befriedigung, die aus einem normalen Orgasmus resultiert, erleben sie nie.

Das möchte ich jetzt aber nicht weiter differenzieren, ich wollte das Thema nur streifen.

Hyoscyamus
Bilsenkraut

GEISTES- UND GEMÜTSSYMPTOME:

- **EIFERSÜCHTIG, MISSTRAUISCH,** fürchtet, vergiftet zu werden, dass gegen ihn intrigiert wird.

- **BESCHWERDEN DURCH EIFERSUCHT.**

- **Geschwätzigkeit, Schamlosigkeit**, obszönes Verhalten.

- Spricht mit Vergnügen über Kot, Urin, Genitalien, ohne jegliche Scham. Spielt mit Kot, Urin, ekelhaften Dingen.

- Besessenes Verhalten, ständiges Zählen: eins-zwei-drei, eins-zwei-drei, usw., wiederholt ständig Worte.

- Furcht vor Wasser.

- **SPIELT MIT DEN GENITALIEN, liegt im Bett mit den Händen zwischen den Schenkeln, berührt die Genitalien.**

- Schneidet Grimassen.

- Ruhelose Hände, zupft an der Bettwäsche.

KÖRPERLICHE SYMPTOME:
- Rucken, Zucken, **SPASMEN.**

G.V.: Jetzt unterscheide ich die Eifersucht von *L a c h e s i s* und *H y o s c y a m u s*. Wie ich sagte, wird *L a c h e s i s* eine Szene machen, er zeigt seine Eifersucht. Er kann sie nicht kontrollieren, eine grosse Szene ist die Folge.

Wenn wir nun *H y o s c y a m u s* anschauen, dann ist die Lage eine ganz andere. Die Eifersucht von *H y o s c y a m u s* ist verinner-

Zeigt Eifersucht nicht licht. *H y o s c y a m u s* denkt sich: «Ich darf meine Eifersucht nicht zeigen. Ich muss cool bleiben. Niemand darf wissen, dass ich eifersüchtig bin.» Die sind soooo eifersüchtig! Und sie wissen sehr genau – denn sie sind noch misstrauischer als *L a c h e s i s* – dass der andere eine Affäre hat.

Misstrauisch, unbegründete Eifersucht Es gibt vielleicht keinen wirklichen Anlass, aber in ihrem Geist, in ihren paranoiden Gedanken haben sie das Gefühl, dass der andere mit Sicherheit eine Affäre hat. «Aber ich darf keinerlei Eifersucht zeigen!»

Sie haben eine Kühle an sich, und die Gefühle sind in einem solchen Ausmass abgetötet, dass sie sogar daran denken können, jemand anderen umzubringen. Diese innere Eifersucht, die nie ver-balisiert wird, kann bis hin zu Mord führen. In vielen Fällen von

Eifersucht mit Verlangen zu töten Eifersucht bei *H y o s c y a m u s* können zumindest Gedanken an die Ermordung des anderen vorkom-men. Häufig denken sie daran. Natürlich tun es nur wenige jemals, sonst wäre unsere Kriminalitätsrate viel höher. Aber sie denken daran: «Am liebsten würde ich dich töten.»

Diese Art von Eifersucht habe ich bei etlichen Patienten gesehen. Ein Mal behandelte ich eine Patientin, die wegen Epilep-sie zu mir kam.

Während der Fallaufnahme fragte ich sie nach Eifersucht, weil meine Gedanken auch in Richtung *Hyoscyamus* gegangen waren. *Hyoscyamus* hat wie *Veratrum album* und *Agaricus* viele Muskelzuckungen, und Konvulsionen wie *Stramonium* und *Belladonna*. Es ist ein Mittel mit einer breiten Wirkung auf Störungen mit Krampfanfällen. Es gibt viele unwillkürliche Bewegungen, wie z.B. Zupfen am Bettzeug, Flockenlesen o.Ä. Und ich wollte sehen, ob sich mein Gedanke bestätigen liess.

Ich fragte also nach Eifersucht. Sie sagte: «Ich gebe Ihnen mal ein Beispiel. Ich zeige nie, wenn ich eifersüchtig bin. Aber als ich klein war - ich glaube, ich war damals so ungefähr fünf Jahre alt - hatte ich das Gefühl, dass meine Eltern meinen Bruder mehr lieben als mich. Wir hatten ein Schwimmbecken. Ich sah meinen Bruder dort am Rand stehen. Ich ging hinter seinem Rücken an ihm vorbei. Während ich an ihm vorbei ging, gab ich ihm ganz schnell einen Schubs. Einfach nur so stark, dass er in das Schwimmbecken fiel. Und ich wartete noch einige Minuten, bis ich meine Mutter rief.»

Sehen Sie? Sie hat ihn nicht nur geschubst, sie hat auch noch einige Minuten gewartet, bis ihr Bruder fast ertrank, bevor sie ihre Mutter rief. Am Ende wurde das Kind gerettet. Die Patientin sagte: «Diese Art von Eifersucht habe ich...»

Das ist «Verlangen zu töten». Zeigen Sie mir bitte mal die Rubrik.

Gemüt - Töten, Verlangen zu

acon. agar. aids. alco. alum. anac. androc. arg-n. *Ars. Ars-i.* aur-m-n. *Bell.* calc. camph. chin. cinnb. crot-c. cupr. cur. dendr-pol. germ-met. haliae-lc. **HEP. HYOS.** *Iod.* kali-ar. lac-lup. *Lach. Lyc.* lyss. *Med. Merc.* merc-i-f. nicc-met. nit-ac. *Nux-v.* op. pegan-ha. *Petr. Phos. Plat.* positr. prot. pseuts-m. rhus-g. sec. sil. *Staph. Stram.* syph. tarent. thea thyr. x-ray

Schauen Sie. Es ist nicht wichtig, ob die Menschen es wirklich tun oder nicht. Es gibt das Verlangen nach Zerstörung, wie bei *Hyoscyamus*. Völlige Zerstörung. Verlangen zu töten: *Hyoscyamus* ist das hervorstechende Mittel.

Und Sie werden feststellen: Wenn Sie einen Fall aufnehmen und Sie an *Hyoscyamus* denken und der Fall auf der geistig-emotionalen Ebene gestört ist, dann werden die Patienten das in der Regel beichten. Sie erzählen es nicht einfach so, wenn Sie sie direkt danach fragen. Aber wenn Sie dranbleiben, dann gestehen sie es am Ende ein: «Ja, oft würde ich sie am liebsten umbringen...» – «Wen?» – «Ach, viele...»

Wenn es aber um Eifersucht geht, dann wird es wirklich unglaublich. Ein Patient gebrauchte mal den Ausdruck.... *(sucht nach dem richtigen Wort, findet es nicht)* Die Eifersucht war so stark, dass der Patient sich ausmalte, wie er

Eifersucht führt zu gewalttätigen, heftigen Ausbrüchen

den anderen in einen Zementblock eingoss und ihn dort sterben liess. Dies ist ein Beispiel für Ausdrucksweisen von Menschen, die *Hyoscyamus* brauchen.

In allen Stadien besteht die grundlegende Störung bei *Hyoscyamus* in Eifersucht und Misstrauen. Eifersucht scheint viele Verhaltensweisen auszulösen, einschliesslich der gelegentlichen gewalttätigen oder heftigen Ausbrüche. Das kann mit Eifersucht in der Ehe anfangen, oder weil er den Verdacht hat, dass die Kollegen hinter seinem Rücken über ihn sprechen. Dieser Zustand nimmt zu, umfasst immer mehr Menschen. Der Kreis des Misstrauens erweitert sich von vertrauten Menschen und Kollegen auf Bekannte und schliesslich sogar auf völlig fremde Menschen.

Am Ende kann das bei Menschen, die noch mit der Wirklichkeit in Kontakt sind, zu einfachen paranoiden Zuständen führen. Es kann aber auch in fluide paranoide Schizophrenie münden. Bei manchen Fällen kommt sogar noch ein **Eifersucht, Misstrauen** Delirium tremens hinzu, voller Argwohn, und **bis Paranoia** mit Vorstellungen von kriechenden Insekten auf der Haut, oder dass vor dem Fenster jemand stünde mit der Absicht, den Patienten zu ermorden. Heutzutage sind solche Fälle von Paranoia keine Seltenheit mehr in unseren psychiatrischen Kliniken. Menschen, die vor allen Angst haben, die überzeugt sind, dass sie vergiftet werden sollen, und daher die Einnahme von Nahrung und Medikamenten verweigern.

Hier sehen wir also das Gegenteil von *L a c h e s i s*. Das heisst: Die Eifersucht wird versteckt, nicht ausgedrückt, aber dennoch sind die Eifersuchtsgefühle sehr stark.

Manchmal können *H y o s c y a m u s*-Menschen sich nicht mehr kontrollieren und schlagen zu. Sie schlagen den anderen Menschen, aber unter einem Vorwand. Sie suchen einen Grund, der es ihnen ermöglicht, ihre Wut auf den anderen rauszulassen. Aber niemals geben sie zu, dass das zugrundeliegende Gefühl eigentlich Eifersucht ist.

Nux vomica

Brechnussbaum

GEISTES- UND GEMÜTSSYMPTOME:

- **REIZBAR, streitsüchtig, ehrgeizig, Ungeduld.**
- **Workaholic, anspruchsvoll.**
- Peinlich genau, eigen, möchte Dinge an dem ihnen bestimmten Platz haben.
- **ÜBEREMPFINDLICH auf äussere Eindrücke, Geräusche, Gerüche, Licht oder Musik.**

KÖRPERLICHE SYMPTOME:

- Lichtempfindlichkeit (vor allem morgens).
- **Magenverstimmung**, Gastritis, Zwölffingerdarmgeschwüre.
- Empfindung eines Steins nach Überessen.
- Verstopfung, **ständiger erfolgloser Drang.**
- Zystitis mit ständigem Drang, dann gehen jedoch nur einige Tropfen ab.

ALLGEMEINE SYMPTOME:

- Folgen von Ausschweifungen.
- **SCHLAFLOSIGKEIT**, erwacht zwischen **03.00 und 04.00 Uhr**, kann nicht mehr einschlafen.
- **Gesteigertes sexuelles Verlangen.**
- Verlangen nach Gewürzen, Fett, Alkohol, Stimulanzien.
- Fröstelig, empfindlich auf Zugluft.

G.V.: *Nux vomica* gehört zu den häufiger verschriebenen Mitteln der homöopathischen Materia Medica. Es ist eines der Mittel, dessen tiefgreifende Kenntnis für den Homöopathen unbedingt erforderlich ist. Im Allgemeinen ist der Körper des *Nux vomica*-Menschen vom Typ her solide, stämmig, kompakt und muskulös, eine im Grunde starke Konstitution.

Diese Menschen sind ehrgeizig, intelligent, schnell, fähig und kompetent. In ihrer Erziehung wurde oft schon grosser Wert auf das Pflichtgefühl gelegt, und sie haben ein starkes Arbeitsethos. *Nux vomica* ist lieber selbständig als abhängig. Seine Intelligenz ist eher pragmatisch und effizient, weniger philosophisch oder intellektuell.

Im nicht-pathologischen Zustand ist *Nux vomica* ein ausgezeichneter, hart arbeitender, fähiger Angestellter. Wegen ihrer Fähigkeiten werden solche Menschen oft leitende Angestellte, Manager, Geschäftsleute, Buchhalter, Verkäufer. Im Laufe der Zeit kann es geschehen, dass *Nux vomicas* irgendwann auf einer Position landen, die ihnen über den Kopf wächst. Typischerweise reagieren sie darauf, indem sie härter und länger arbeiten, mehr von sich und anderen erwarten. Der *Nux vomica*-Charakter ist der unausgesprochenen Überzeugung, dass jede Herausforderung, jedes Problem rein durch Anstrengung und die eigenen Fähigkeiten überwunden werden kann.

Etwas vom Schwierigsten für *Nux vomica* ist es, Einschränkungen zu akzeptieren oder sich dem Unvermeidlichen zu fügen. Um dem Druck standzuhalten, greift er zu verschiedenen künstlichen Mitteln, um seinen Motor in Gang zu halten: Kaffee,

Zigaretten, Medikamente (vom Arzt verschrieben) oder Drogen, wie z.B. Marihuana, Alkohol, und sogar Sex. Trotz dieses Missbrauchs von Stimulanzien ist es genauso eine Tatsache, dass *Nux vomica*-Menschen oft auf viele dieser Substanzen ungewöhnlich empfindlich reagieren und nach solchen Genüssen unter den Folgen leiden.

Nux vomica ist ein weiteres Mittel mit starker Eifersucht. In welcher Situation entwickelt *Nux vomica* Eifersucht? Nun, *Nux vomica* ist ein Mittel mit viel sexuellem Verlangen, viel sexueller Kraft. Diese Menschen sind als hyper-sexuelle Individuen bekannt. Sie haben ein sehr starkes sexuelles Verlangen und können ihre sexuellen Impulse sogar jenseits der Grenzen konventioneller Moral verfolgen. Obwohl diese Menschen einem starken Arbeitsethos verpflichtet sind, sind sie nicht die üblichen aufrechten, moralischen Persönlichkeiten. Bezüglich ihrer Anwendung von Drogen und Stimulanzien sowie auch vor allem der Sexualität entspringt ihr Verhalten dem Impuls und kann am besten als «amoralisch» beschrieben werden.

Nux vomica-Menschen haben viele Affären, ausserhelfäre Verhältnisse. Und sie sind fähig, schnell und bringen viel Leistung. Warum also empfinden sie so leicht Eifersucht? Weil sie das alles kennen, selbst schon gesehen haben. Aufgrund ihrer Fähigkeiten, Frauen herumzukriegen, selbst verheiratete Frauen, und mit ihnen eine Affäre anzufangen, glauben sie auch zu wissen, wie einfach es für jemand anderen sein muss, ihre Frau oder Freundin herumzukriegen und mit ihr etwas anzufangen! Sie zahlen den Preis der Eifersucht aufgrund ihrer eigenen Erfahrungen. Nun, da sie verheiratet sind, wissen sie sehr gut – oder glauben zumindest zu wissen – dass jemand das tun wird, was sie selbst getan haben. Und eine solche Affäre wird unerträglich.

Der *Nux vomica*-Patient wird ungeduldig und reizbar. Er wird ungeduldig mit sich selbst und vor allem mit anderen, beschimpft und tadelt sie wegen Nichtigkeiten. Er reagiert schon auf kleine Störungen impulsiv. Jemand summt leise eine Melodie vor sich hin und *Nux vomica* schreit: «Kannst du nicht still sein?!» Seine Impulsivität kann zu vielen Personal-Problemen führen, denn *Nux vomica*-Menschen sind direkt und undiplomatisch und wären daher von Natur aus keine guten Politiker. *Nux vomica* kann sogar boshaft, grausam und gewalttätig werden.

Eifersucht mit Boshaftigkeit, Gewalttätigkeit

Bei *Nux vomica* gibt es Gewalttätigkeit im Sinne von Schlagen. Wenn zwei *Nux vomicas* aneinander geraten, dann kann man wöchentlich mit blauen Augen rechnen... *(Teilnehmer kichern)*

Sehen Sie, wie die Pathologie jedes einzelne Mittel führt? Sehen Sie, wie sie alle sich von der Norm, von Gesundheit, vom Gleichgewicht entfernen? *Nux vomica* hat all die Jahre diese Affären gehabt und erreicht nun einen Punkt, an dem er «bezahlt» für das, was er getan hat. Jeder hat also sein eigenes «Karma», wenn man so sagen will... Sie sollten also tunlichst zusehen, dass Sie gesund werden! *(Gelächter)*

Apis Mellifica

Gift der Honigbiene

Geistes- und Gemütssymptome:

- Beschwerden durch **Eifersucht**, Wut, Verärgerung.

- Reizbar, nervös, schwer zufrieden zu stellen, hat eine scharfe Zunge.

- Neigung zu weinen, kann das Weinen nicht zurückhalten, entmutigt, verzagt.

- **Ungeschicklichkeit**, Unbeholfenheit, lässt leicht Dinge fallen.

Körperliche Symptome:

- **ÖDEME** der **Extremitäten** durch **Dysfunktion der Nieren oder Nierenerkrankung**.

- Aufgedunsene **Schwellung unter den Augen**, der Hände und der Füsse.

- Erysipeloide Entzündung.

- Quincke-Ödem.

- **URTIKARIA**, schlimmer nachts.

- Akutes Nierenversagen, Schwellung, Entzündung der Gelenke, besonders der **Knöchel**.

- Zystitis mit brennenden Schmerzen.

- Diarrhoe, unwillkürlich bei jeder Bewegung, als sei der **Anus weit offen**.

- Intermittierendes Fieber, Frost um 15.00 Uhr, **mit Durst**.

ALLGEMEINE SYMPTOME:

- Der Schmerz ist **brennend, stechend, wie ein Bienenstich**.

- Extreme Empfindlichkeit auf Berührung.

- **Durstlos**.

- Komplementär zu *Natrium muriaticum*.

MODALITÄTEN:

- Besserung:
  Kalte Anwendungen.

- Verschlimmerung:
  Hitze.

G.V.: In dieser Reihe haben wir auch *A p i s*. Sprechen wir ein wenig über *A p i s*. *A p i s* ist ein Mensch mit Gefühlen, der nicht auf seine Umgebung achtet. Was meine ich damit? *A p i s* ist ungeschickt, tollpatschig. Unser Begriff dafür ist «awkward» = ungeschickt, unbeholfen. Zum Beispiel stolpere ich beim Gehen... *(imitiert das ungeschickte Gehen von A p i s)*.

Mal angenommen, ich will von hier nach dort gehen, dann stosse ich mich an dem Stuhl, der dort an der Seite steht. Oder wenn ich nach der Flasche auf dem Tisch greife, dann stosse ich drei andere Sachen, die auch auf dem Tisch stehen, dabei um. Und so weiter.

Man muss diese Ungeschicklichkeit wirklich gesehen haben, um sie zu glauben. Egal, wie sehr sie sich bemühen, vorsichtig zu sein, sie stossen sicher etwas um. Wenn sie auf einer absolut ebenen Strasse gehen, schaffen sie es bestimmt, plötzlich zu stolpern und auf den Boden zu fallen. Wenn man sie dann fragt, wie das geschehen konnte, warum sie so plötzlich und schnell gefallen sind, antworten sie nicht, denn sie wissen es selbst nicht. Sie fühlen sich ungeschickt, und sie sind ungeschickt. Sie gehen auf eine Art und Weise, die den Eindruck vermittelt, sie seien eilig unterwegs, um schnell etwas zu holen, ohne dabei auf die Topographie der Umgebung zu achten. Diese Unbeholfenheit ist genau das Gegenteil der berühmten Fähigkeit der Biene, sich zu orientieren und ihr Ziel zu orten.

Viele *A p i s*-Patienten scheinen diese Fähigkeit verloren zu haben, vor allem, wenn sie in Eile sind. Sie machen den Eindruck, als seien sie innerlich mit etwas beschäftigt, als seien sie gedanklich abwesend, und als ob ein Bewusstsein über die sie umgebenden Gegenstände im Kopf nicht ankommt. Kent geht sogar so weit zu sagen, dass diese Störung der Koordination das Ergebnis eines fehlerhaften Nervensystems ist.

Apis-Menschen sind so. Sie nehmen ihre Umgebung nicht richtig wahr. Auf emotionaler Ebene ist das ähnlich. Das bedeutet, *Apis* findet einen Mann, «greift» ihn sich und denkt: «Dieser Mann ist jetzt meiner!» Sie sind eine Weile zusammen, und dann fängt der Mann an die erste, zweite, dritte Affäre **Zeigt am Anfang Eifersucht nicht** während der Beziehung zu haben. *Apis* beobachtet bestimmte Dinge am Partner, zum Beispiel wie er flirtet, sagt aber nichts. Das Gift der Eifersucht fängt jedoch an, sich zu verbreiten.

Apis-Menschen besitzen intensive Gefühle, die nur schwer Ausdruck finden. Es sind leidenschaftliche, intensive Menschen, vor allem auf der sexuellen Ebene, aber **Sexuelle Leidenschaft.** wenn sie diese Gefühle verbalisieren, fühlen **Können ihre Gefühle** sie sich unbeholfen. Aus diesem Grunde **schlecht ausdrücken** wissen sie nicht, wie sie sich ausdrücken sollen, verstecken ihre Gefühle, und der Druck dieser aufgestauten Gefühle kann zu extremer sexueller Leidenschaftlichkeit führen.

In diesem Stadium versuchen sie zu lachen und einen glücklichen Eindruck zu machen, obwohl sie sich eigentlich unglücklich und miserabel fühlen. In unseren Büchern wird das folgendermassen beschrieben: «Simuliert Heiterkeit, während er sich hundeelend fühlt.» Das ist ein grossartiges Leitsymptom für dieses Mittel.

Sie wollen ihr Unglück nicht zeigen und versuchen noch mehr, den gegenteiligen Eindruck zu vermitteln. Sie tun so, als seien sie glücklich. In unseren Büchern steht: «übertriebene Freude». Das ist ein eigentümlicher Zustand, an der Grenze zur Hysterie oder zu geistigem Ungleichgewicht. Wenn diese Menschen versuchen, ihren eigenen Gefühlen Ausdruck zu verleihen, dann zeigen sie Unbeholfenheit. Sie «stolpern» in ihren Ausdrücken, es ist schwierig für sie, ihre Gefühle auf flüssige Weise mitzuteilen. Ihnen ist eine natürliche, einfache Art des Selbstausdrucks verwehrt.

Irgendwann findet die *Apis*-Frau heraus, dass ihr Mann ihr nicht treu und überhaupt nicht der Richtige für sie ist. Dann kommt es zu einer Explosion. Nach vielen solchen «Anzeichen» explodiert ihre misstrauische Natur, die bislang im Schlummer lag, in einem Anfall von Eifersucht. Diese

Explodiert nach langer Zeit, sagt verletzende Dinge

verbale Explosion ist wie ein verbaler Stich. Der Mann kriegt verbal alle seine Schwächen um die Ohren gehauen. Denn mit der Zunge sagen *Apis*-Menschen Dinge, die wehtun. Und sie sind recht explosiv.

In dieser intensiven Wut sagen sie Dinge, die den anderen Menschen tief verletzen, und später bereuen sie es. Ihnen ist ihre eigene Unbeholfenheit bewusst, sie spüren ihren Mangel an Sanftheit und bewundern andere, die sich so einfach, flüssig und ruhig ausdrücken können, selbst bei solchen Themen wie

Eifersucht. *Apis*-Menschen versuchen, nett zu sein, sich auf eine zuvorkommende, sogar höfliche Weise zu verhalten. Nur wenn sie gereizt werden, kommt Wut auf, und dann wird ihre Zunge wie der Stachel einer Biene. Sie können die Kontrolle verlieren und Lust bekommen, Dinge kaputt zu machen, auf Gegenstände in der Nähe oder auf sich selbst einzuschlagen. «Schlägt den Kopf gegen die Wand oder gegen Dinge.»

Verliert Kontrolle, zerstört Gegenstände

Apis ist jedoch das einzige Mittel in der Materia Medica, das so sehr leidet, wenn der Wutanfall vorüber ist. Nach solch explosiven Gefühlsausbrüchen fühlen sie sich geraume Zeit krank. Die Tatsache, dass *Apis* ein eifersüchtiges Mittel ist, könnte zur Ver-

Leidet nach Wutausbrüchen

wechslung mit *Lachesis* führen, vor allem wegen der anderen allgemeinen Charakteristika, die beiden Mitteln gemeinsam sind: die Verschlechterung durch Hitze und Berührung und die Besserung durch Kälte. Aber die Eifersucht von *Apis* unterscheidet sich von derjenigen von *Lachesis*.

Die Eifersucht von *Lachesis* ist viel verrückter und unbegründeter als die von *Apis*. *Lachesis* wird von seinem Misstrauen gequält, darunter leidet *Apis* nicht.

Die Eifersucht von *Apis* entsteht normalerweise aus folgenden Gründen: Diese Menschen sind sexuell leidenschaftliche Menschen, aber unbeholfen darin, ihren Gefühlen Ausdruck zu verleihen. Diese Kombination aus Unbeholfenheit und sexueller Leidenschaft führt dazu, dass sie sich bezüglich ihres Partners ständig unsicher fühlen.

Apis-Frauen zum Beispiel sind in ständiger Sorge, ihren Mann an eine andere Frau zu verlieren, sie befürchten, er könne

Ständige Sorgen,
Partner zu verlieren

mit anderen Frauen ähnlich intensive sexuelle Erfahrungen machen wie die, die sie in ihrer Ehe miteinander teilen. Aber es fällt ihnen sehr, sehr schwer, diese Befürchtungen zu besprechen.

Die Eifersucht von *Apis* entsteht nach vielen wirklichen Auslösern. In allen anderen zuvor besprochenen Fällen gab es

Begründete Eifersucht

keine echten Gründe. Hier, bei *Apis*, gibt es kein Misstrauen. Im Gegenteil: Die Gefühle sind eher unbeholfen. Sie bemerken gar nicht, was wirklich los ist, bis sie eines Tages plötzlich die Wirklichkeit erkennen, und dann explodieren sie, dann erscheint die Eifersucht. Das ist eine völlig andere Zusammensetzung, ein völlig anderes Individuum.

Apis wird als komplementär zu *Natrium muriaticum* angesehen, und die beiden Mittel ergänzen sich, egal in welcher Reihenfolge. Während *Natrium muriaticum* viele Folgen von Kummer in einem Patienten entfernt, können sich bestimmte körperliche Symptome entwickeln, bis man den Punkt für *Apis* erreicht hat. Der Patient wird dann langfristig und tiefgehend mit diesem Mittel geheilt werden.

Die beiden Mittel haben auch Ähnlichkeiten: Ungeschicklichkeit, Hysterie, sie sind verschlossene Menschen und haben eine leidenschaftliche Selbstvergessenheit in sexuellen Beziehungen.

Natrium muriaticum ist jedoch immer romantischer und feiner, wohingegen *Apis* ungeschliffener und sexuell erdiger ist.

Apis ist sehr leidenschaftlich und geht rauh mit andern um, vor allem auf emotionaler und sexueller Ebene.

Natrium muriaticum hingegen ist ein viel feineres und empfindsameres Individuum, das sich viele Gedanken darum macht, andere nicht zu verletzen. Beide sind zu Beginn einer Partnerschaft nicht sehr offen in sexueller Hinsicht, wenn sie aber mal ein enges Verhältnis zu ihrem Partner entwickelt haben, dann können sie recht lüstern sein.

Speziell *Apis*-Frauen haben nicht die Fähigkeit, leicht mit dem anderen Geschlecht in Kontakt zu kommen, und können sich daher recht lange unterdrücken. Wenn sie aber einmal eine Beziehung etabliert haben, dann können sie sich freien Lauf lassen.

MEDORRHINUM

Nosode, Gonokokkeneiter

GEISTES- UND GEMÜTSSYMPTOME:

- Leidenschaftlich, übermässige Sexualität.
- Furcht, jemand sei hinter ihm.
- «**Nachtmenschen**», es geht ihnen **abends besser**, können zu dieser Zeit am besten arbeiten.

KÖRPERLICHE SYMPTOME:

- Ständiges Räuspern, um sich von Schleim im Hals zu befreien.
- Schläft auf dem **Bauch**.
- **Asthma wird in Bauchlage gebessert**.
- **Empfindliche Fusssohlen,** können nicht gut auf kieseligem Strand laufen.
- Heisse Füsse, muss sie nachts im Bett aufdecken.

ALLGEMEINE SYMPTOME:

- Verlangen nach Salz, Fett, Eiswürfeln, **saurem Obst**, Orangen, **unreifem Obst**, süssen alkoholischen Getränken.
- **Babies schlafen in Knie-Ellenbogen-Lage**.

MODALITÄTEN:

- Besserung:
  Meer.

G.V.: *Medorrhinum* ist ein Mittel, das auf allen Ebenen in seiner Pathologie ins Extrem geht. Es ist ihm scheinbar unmöglich, einen neutralen, stabilen Zustand aufrechtzuerhalten. Es ist unbeständig, instabil, geht von einem Extrem der Pathologie zum anderen. Im einen Extrem ist der *Medorrhinum*-Patient hochgradig sensibel. Er sucht Erleichterung von dieser Sensibilität und findet sie in einem Zustand von verschwenderischer Fülle / Überfülle. Alles wird exzessiv betrieben: Körperliche Absonderungen, Stimmungen, Impulse, sexuelle Genüsse etc.

Im anderen Extrem finden wir einen Zustand von Inversion. Die Pathologie geht nach innen und erreicht ein Stadium, das geprägt ist von Unterdrückung, Schüchternheit und Verlust der körperlichen, emotionalen und geistigen Kraft. Die Extreme der *Medorrhinum*-Pathologie können sich schubweise in ein und demselben Individuum manifestieren.

Es ist auch möglich, jeweils eines dieser Extreme als vorherrschenden Zustand in völlig verschiedenen Individuen zu sehen: Der eine aggressiv und exaltiert, der andere scheu und reserviert – und beide können *Medorrhinum* benötigen. Mittel, die solch grosse Kontraste zeigen können, finden wir in unserer Materia Medica nur wenige.

Was man sich jedoch als springenden Punkt bei *Medorrhinum* merken sollte, ist, dass beide Extreme in einem pathologischen Grad sind. Es geht nicht um Situationen, in denen anfallsweise Symptome auftreten und dann alles wieder zu einer relativen Normalität zurückkehrt.

Wenn das Pendel bei *Medorrhinum* ausschlägt, dann geht es in das vollständig gegenteilige Extrem der Pathologie.

Die gleichen Tendenzen kann man auf der sexuellen Ebene beobachten. *Medorrhinum* ist ein Mittel mit übermässiger Sexualität. Diese Menschen mögen Sex, geniessen Sex, aber ihre Beziehungen halten nur so lange wie ihre Leidenschaft. Danach werden sie gelangweilt und verlieren das Interesse. Das ist auch bei *Lachesis* so.

Medorrhinum-Menschen sind also leidenschaftliche Menschen mit vielen Gefühlen. Manchmal sind sie extrovertiert, und manchmal hat man es mit dem entgegengesetzten Typen zu tun, der sehr introvertiert ist und nicht in der Lage, irgendetwas zu sagen, auszudrücken oder gar auszugehen. Ein grosser Teil von *Medorrhinum* drückt sich im Genitalbereich aus. Wenn er in der impulsiven, aggressiven Phase ist, dann denkt der *Medorrhinum*-Mann an Sex und hat ein Verlangen danach.

Medorrhinum ähnelt *Nux vomica*. *Medorrhinum* hat viel sexuelle Energie, sexuelle Kraft. Männer oder Frauen mit einer *Medorrhinum*-Konstitution haben viel sexuelle Energie und haben daher viele Affären. Und wegen dieses Hintergrundes können auch sie plötzlich auf den Gedanken kommen, der Partner könnte gleichzeitig mit jemand anderem eine Affäre haben, und dann explodieren sie.

Starkes sexuelles Verlangen, div. Affären. Daraus entwickelt sich Eifersucht, Partner könnte auch fremdgehen

Bei dieser Art von Explosion kann auch Gewalttätigkeit eine Rolle spielen. Nicht so sehr wie bei *Nux vomica*, aber dennoch kann es dazu kommen.

Normalerweise fühlt *Medorrhinum* sich verletzt und verlässt die Beziehung. Er geht die nächste Beziehung ein, bis zur nächsten Affäre, und so weiter.

Sehen Sie, Eifersucht entwickelt sich... Wenn Sie das Gesamtbild anschauen, dann entwickelt sich Eifersucht ... Versuchen wir eine andere Herangehensweise. Nehmen Sie mal an, Sie seien unschuldig. Unschuldig sind Sie, wenn Sie die folgenden Gedanken nicht haben: «Die Frau gefällt mir, und die da auch, ... eigentlich alle Frauen...» das sind die Gedanken von *Medorrhinum*. Wenn sie unschuldig sind, dann leben Sie einfach, lernen jemanden kennen, lieben jemanden – und dann müssen Sie nicht unter unlogischer Eifersucht leiden.

Sie werden davon verschont. Wenn Sie unschuldig sind, dann können dennoch reale Dinge geschehen, wie z.B., dass Ihr Partner mit einem anderen Menschen eine Affäre hat - aber Ihnen wird das nicht klar, denn Sie denken gar nicht in diese Richtung.

Ihnen wird dieser Teil Leiden erspart. Nun: Wer ist es denn dann, der leidet? Derjenige, der die Abwege kennt, der sich der anderen Möglichkeiten bewusst ist. Aber die Unschuldigen haben kein Problem. Der Mensch leidet, weil er nicht ausgeglichen, nicht im Gleichgewicht ist. Ein ausgeglichener Mensch würde nicht... Es ist nicht natürlich, eine Affäre zu haben, wenn man jemanden liebt.

Oder: Es ist nicht natürlich, nicht normal, nach anderen Möglichkeiten Ausschau zu halten, wenn man jemanden liebt. Normal ist, mit der Beziehung, die ich habe, glücklich und zufrieden zu sein. Aber das erfordert einen Geistes- und Gemütszustand der Unschuld, ohne Vorurteile und ohne hormonelles Ungleichgewicht.

Schauen Sie doch mal *Platina* oder *Origanum* an. Bei einer Frau schiessen die Hormone in die Höhe. Und was geschieht? Sie wird verrückt, sie braucht Sex, egal welcher Art, egal ob heterosexuell oder homosexuell. Ist Ihnen klar, wie exzessiv das Verlangen nach Orgasmen heutzutage ist? Ich war in den USA und nahm den Fall eines Patienten auf. Er war homosexuell.

Ich fragte ihn: «Sind sie in einer festen Beziehung, oder sind Sie promisk?» – «Oh nein, ich bin fest mit jemandem zusammen.»

Ich fragte: «Was meinen Sie mit ‚fest mit jemandem zusammen‘?» – «Ach, das kann ich Ihnen nicht sagen...» –

«Was bedeutet das? Sie haben zwei Partner pro Jahr? Oder drei Partner? Was heisst ‚fest‘?»

Er antwortete: «Nein, nein...» Ich bestand darauf, dass er mir sagte, was Sache ist. «Wie viele pro Jahr?»

Er antwortete: «Dreihundert.» *(Publikum schnappt nach Luft)*

Ich war sprachlos. «Das heisst ‚fest mit jemandem zusammen'?? Was ist denn dann promiskuitiv?» – «Oh», erwiderte er, «mehr als Tausend...» *(Gelächter)*

Um Himmels willen! Was soll man denn für solche Fälle verschreiben? Aber was ist es denn, was solch ein enormes Bedürfnis hervorbringt? Es ist ja nicht seine Schuld! Das ist ein Bedürfnis, welches durch ein hormonelles Ungleichgewicht entsteht! Wenn man einen solchen Fall wieder ins Lot bringen will, dann muss man die Hormone wieder in einen normalen Zustand bringen.

Ich versuchte einmal, eine Frau zu behandeln. Sie glaubte, ich sei gegen lesbische Frauen und gegen Homosexualität, und griff mich daher an. Wir erklärten ihr viel, und dann erbat sie eine Behandlung. Sie war in den USA und ich nahm ihren Fall dort auf. Als ich die Anamnese mit ihr durchführte, hatte ich eine weibliche Assistentin mit im Raum. Nur für alle Fälle... Man weiss ja nie... Natürlich sind das rein meine Phantasien, aber... *(Gelächter)*

Sie sagte mir: «Sie sind ja völlig ungebildet. Sie haben keine Ahnung, wovon Sie reden! Ich werde Ihnen mal einige Dinge erklären.» Wir führen unser Gespräch weiter und während der ganzen Zeit sitzt die assistierende Ärztin, eine verheiratete Frau, neben mir. Die Patientin fängt an, mir alles zu erklären, was in einer lesbischen Situation geschieht. Die Ärztin errötete währenddessen immer mehr... Wie auch immer.

Es gelang mir, die Fallaufnahme abzuschliessen, und ich verordnete ihr *Nux vomica* C 10 000.

Das war während der Zeit, als ich etliche Monate lang in den USA lehrte. Nach einer Weile kam sie wieder und sagte: «Was haben Sie mir angetan?» *(Gekicher)* Sie war recht aggressiv. Ich fragte: «Was meinen Sie mit ‚Was haben Sie mir angetan'?» Sie sagte: «Ich geniesse Sex nicht mehr!» *(Gelächter)* Ich erklärte: «...Nun, höchstwahrscheinlich durchlaufen Sie ein paar hormonelle Veränderungen...» Aber sie war ausser sich: «Was meinen Sie damit? Das ist es nicht, was ich von Ihrer Behandlung wollte!» Ich sagte: «Okay, trinken Sie etwas Kaffee, und dann werden Sie davon befreit werden...» *(Gelächter)*

Im Grunde genommen ist dies ein tiefgreifendes hormonelles Ungleichgewicht, das korrigiert werden muss. Wenn ein Mann oder eine Frau kommt und sagt: «Ich brauche ständig Sex», und man dann *Platina* verschreibt, dann beruhigt sich dieses Verlangen. Ich erinnere mich an einen Fall mit Kopfschmerzen. Es war eine Frau, die ich noch nicht mal nach ihren sexuellen Gewohnheiten befragt hatte.

Ich hatte ihr *Platina* C 50 000 verordnet, weil der Fall ein klarer *Platina*-Fall war, auch ohne die sexuellen Symptome. Nach zwei Monaten kam sie wieder und berichtete: «Ich fühle mich allgemein gut. Ich habe keine Kopfschmerzen mehr, ich bin glücklich. Da gibt es nur ein Problem.» Ich fragte: «Welches?» – «Nun, früher hat mir Sex Spass gemacht, täglich, manchmal sogar dreimal täglich. Aber nun... Noch nicht einmal mehr einmal pro Woche. Ist es möglich, dass da ein Zusammenhang mit

Ihrer Behandlung besteht?» – «Neiiin, natürlich nicht!»
(Gelächter)

Wenn Sie solche Dinge zugeben, dann zerren die Sie vor
Gericht! Niemals zugeben! Was kann ich denn schon tun? Wenn
deren hormonelles System so im Ungleichgewicht ist, und ich
ein Mittel gebe, und dieses das Hormonsystem in ein Gleichgewicht bringt – ist das meine Schuld? Ich habe nur das korrekte Mittel gegeben. Mehr kann ich nicht tun.

Auf der Geistes- und Gemütsebene ist der exzessive
Medorrhinum-Zustand beinahe manisch – aggressiv, kraft-
voll, wild. Das Nervensystem und die Gefühle werden überer-
regt. Wenn man nur diesen Zustand allein betrachtet, könne
man an Mittel wie *Tarentula* oder *Nux vomica* denken.
Medorrhinum geht aber nicht in solche Extreme wie *Stramonium*.

Nehmen Sie mal als Beispiel *Nux vomica*. Er hat die
Aggressivität, die Impulsivität und Grausamkeit, die in der
externalisierten Phase durchaus wie *Medorrhinum*
aussehen könnte.

Bei *Nux vomica* jedoch haben wir in der Regel einen sehr
kontrollierten Zustand. Der Zorn wird kontrolliert. Wenn es zu
Grausamkeit kommt, dann hat *Nux vomica* eine berechnende
Boshaftigkeit, die für *Medorrhinum* untypisch ist.

Tarentula ist ein Mittel mit dem gleichen eiligen Zustand.
Das ist eine Übererregung des Zentralen Nervensystems.

Bei *Tarentula* ist das jedoch ein andauernder Zustand, der schliesslich zum Zusammenbruch führt.

Bei *Medorrhinum* ist die Entwicklung viel unsteter.

In seiner Essenz ist *Medorrhinum* ein gutes Beispiel für die Notwendigkeit einer tiefgreifenden und sorgsamen Fallaufnahme und -analyse. Bei verschiedenen Aspekten kann *Medorrhinum* leicht mit anderen Mitteln verwechselt werden. Der Geistes- und Gemütsszustand kann beispielsweise mit *Alumina* fast identisch scheinen. Es gibt auf der geistigen Ebene Vergesslichkeit und Verwirrung - eine Unfähigkeit das, was innen geschieht, zu verstehen oder klar auszudrücken. Die geistigen Funktionen schwinden nach und nach immer mehr, bis der Patient offensichtlich in Richtung Geisteskrankheit rutscht. Dies gilt vor allem, wenn man die Patienten nur in der Praxis erlebt, abgeschnitten von den Stimuli des Lebens.

Sie müssen lernen, sich den jeweiligen Menschen in seinem Leben vorzustellen. Während der Fallaufnahme erscheint jeder Patient wie ein Heiliger. Daher muss man lernen, jeder noch so kleinen Spur nachzugehen. Das kann schon ein Funkeln in den Augen sein, oder eine Schwankung der Stimme. Dann muss man nachfragen, um Beispiele aus dem Leben bitten.

IGNATIA

Ignatiusbohne

GEISTES- UND GEMÜTSSYMPTOME:

- **STILLER KUMMER** als Folge von enttäuschter Liebe.
- **SEUFZEN** nach **KUMMER**.
- Wechselnde Stimmungen, unberechenbar, unbeständig, paradoxe Symptome.
- Hohe Erwartungen, idealistisch, wird leicht enttäuscht.
- Überaus empfindliche Personen, erregbar, **hysterisch**.
- Romantischer Idealismus.
- Abneigung gegen Trost.

KÖRPERLICHE SYMPTOME:

- Wirkung auf das **Nervensystem, Krämpfe**, Spasmen, Chorea, Konvulsionen.
- Empfindung von Einengung oder von einem **Kloss im Hals** nach Kummer, beim Versuch, die Gefühle auszudrücken.

ALLGEMEINE SYMPTOME:

- Abneigung gegen Obst.
- Erträgt keinen Zigarettenrauch.

G.V.: Es gibt noch ein weiteres Mittel – ich meine, es steht noch nicht einmal in dieser Liste – bei dem ich entdeckt habe, dass es eine extreme Eifersucht hat: *Ignatia*.

Ignatia-Menschen sind sehr empfindlich. Diese Menschen sind mit Kultur und Bildung aufgewachsen, mit Kunst, Musik, Theater, sie sind kultiviert. Dies verbindet sich mit der Fähigkeit von *Ignatia*, Dinge schnell zu begreifen und umzusetzen. Es sind tüchtige Menschen. Innerhalb unserer Gesellschaft können sie, weil sie so feinsinnig sind, gefühlsmässig schnell verletzt oder durcheinandergebracht werden. Sie engagieren sich in Befreiungsbewegungen, aber Härte und Grausamkeit gehören nicht zu ihrem Naturell. Eine Kombination von Faktoren bringt *Ignatia*-Patienten hervor. Sie sind tüchtig und verlangen von anderen nichts.

Ignatia zeigt eine periodisch auftretende Eifersucht. Das heisst, sie tritt ab und zu auf. Das Leben fliesst freundlich dahin,

Periodisch auftretende Eifersucht es gibt keine Probleme. Dann plötzlich, wegen einer Kleinigkeit - zum Beispiel hat die Frau einen Mann gegrüsst oder einen Mann getroffen oder irgendetwas anderes in der Art - wird eine Eifersuchts-Periode ausgelöst.

Diese Phase der Eifersucht ist für die Person, die sie spürt, völlig unlogisch, aber derartig stark, dass sie den anderen Menschen quälen muss: «Wo warst Du? Wohin bist Du gefahren? Bist Du ganz sicher, dass Du nichts für diese andere Person empfindest?» – «Nein, ich mag sie/ihn gar nicht besonders, ich bin nicht interessiert!» – «Aber Du hast sie/ihn doch so oder so angeschaut, ich habe es selbst gesehen!» und so geht es weiter. Es ist so bedrängend.

Die *Ignatia*-Person, die das tut, merkt: «Das ist ja verrückt, ich zerstöre meine Ehe! Meine Ehe läuft **Unkontrollierbare** eigentlich sehr gut, ich habe gar keinen Grund **Eifersucht** dafür. Aber es überkommt mich, ich kann es nicht kontrollieren!» Der Gedanke entsteht plötzlich und kann nicht unter Kontrolle gehalten werden. Schliesslich sagt der Partner: «Wir können nicht mehr zusammenleben, vergiss es!» **Erkennt, dass die** *Ignatia* spürt: «Ich bin dabei, diese Bezie- **Eifersucht unlogisch** hung zu zerstören! Ich liebe meinen Partner, **ist** ich liebe meine Familie. Es gibt da diese unlogische Phase, die ich nicht unter Kontrolle habe.»

Die Patientin hat schon mehrere Mittel bekommen, alles Eifersuchts-Mittel. Aber hier geht es um die Idee, dass die Eifersucht nur periodisch auftritt. Der Patient sagt: «Es ist eine Periode, eine Phase. Wenn diese Phase vorüber ist, fühle ich mich wieder normal.»

Bei *Ignatia*-Patienten müssen Sie immer mit diesen unerwarteten Reaktionen rechnen. Überraschende emotionale Reaktionen: Sie sind nett zu ihr, und sie zeigt sich verbiestert. Unerwartete Reaktionen gibt es auch im mentalen Bereich.

Das Verhalten ist immer unvorhersehbar. Sie kann Härte, Kritiksucht, Gleichgültigkeit gegenüber Sex (keine Abneigung) entwickeln.

Dieser Schock scheint das gesamte Wesen in einen Krampf zu versetzen, in der Gefühlswelt wie auch im Nervensystem.

Auch der Vagusnerv kann betroffen sein. Sie muss ab und zu einen tiefen Atemzug nehmen, da sie nicht in der Lage ist, ordentlich zu atmen. Seufzen. Auch während des Gesprächs kann sie mehrfach seufzen. *Ignatia* weint vielleicht überhaupt nicht. Sie klagt darüber, dass sie nicht weinen kann (Verkrampfung auf der emotionalen Ebene).

Das Gefühl ist stark, befindet sich aber innen, kann nicht zum Ausdruck gebracht werden - ganz anders als bei *Phosphoricum acidum*, wo wir eine Lähmung der Gefühle zusammen mit völliger Gleichgültigkeit vorfinden. Wenn *Ignatia* doch weint, weint sie schluchzend, so stark, dass der ganze Körper in einen Spasmus fällt. Diese Menschen können zusammenbrechen und hysterisch werden, eine hysterische Szene hinlegen, ausser Kontrolle geraten.

Instabilität, unvorhersehbare Reaktionen, sagt unlogische Dinge, verrückte Sachen. Durch vernünftiges Zureden kann man sie nicht beruhigen. Die gleiche Unvorhersehbarkeit zeigt sich auch bei den körperlichen Symptomen: Zum Beispiel kann sie einfache Speisen nicht verdauen, während schweres Essen keine Beschwerden verursacht.

Ein Schock kann bei *Ignatia* so tief gehen, dass das Hormonsystem auch beeinträchtigt wird. Geht er tief genug, können sich männliche Züge entwickeln, z.B. Haarwuchs oder eine Art von Reserviertheit/Distanziertheit.

Wir finden also periodisch auftretende Eifersucht, die völlig unlogisch ist. Ein weiteres Element von *Ignatia* besteht darin, dass die Person erkennt, dass die Situation überhaupt keinen Sinn macht.

Bei allen anderen Mitteln, die wir besprochen haben, merken es die Menschen nicht. Sie werden Ihnen nicht berichten: «Ich leide unter unsinniger Eifersucht.» Sie glauben, dass es dafür tatsächlich einen Grund gibt, sie beschuldigen die andere Person, dies oder das getan zu haben. «Ich bin ganz sicher, mein Mann hat eine Affäre.»

Aber bei *Ignatia* ist es eigenartig: Obwohl das Gefühl so stark ist, sind sie sich dessen bewusst. Sie

Grundlose Eifersucht

wissen, es kann gar nicht sein, dass ihre Frau, ihr Mann eine Affäre hat. Dennoch bricht die Eifersucht aus, grundlos.

Sepia

Tintenbeutel des Tintenfisches

Geistes- und Gemütssymptome:

- **GROSSE TRAURIGKEIT und WEINEN**.
- **GLEICHGÜLTIGKEIT** gegenüber geliebten Menschen. Gehässig, kritisiert andere.
- Emotionen und Gemüt völlig **UNBEWEGT** (Distanziertheit/Ablösung).
- Abneigung gegen Familienmitglieder/Freunde, fürchtet sich aber davor, allein zu sein.
- Zorn und Reizbarkeit entstehen schnell. Das Leben ist freudlos.
- Angst vor Geistern, Sturm, Armut.

Körperliche Symptome:

- Betroffen sind der venöse Kreislauf und die weiblichen Beckenorgane.
- **Beim Stehen Prolaps des Uterus**, Druck und herabdrängendes Gefühl, als würde alles aus dem Becken heraushängen.
- Symptome setzen sich im Rücken fest.
- Fällt leicht in Ohnmacht – beim Knien, wenn es heiss ist und danach kalt.
- Kopfschmerz – Schmerz über dem linken Auge, besser durch Bewegung, schlimmer durch Fasten, Menstruation.

- Fieberbläschen um die Lippen herum.
- Haarausfall.
- Gelbliche Gesichtsfarbe, gelber Sattel über dem oberen Teil der Wangen.

ALLGEMEINE SYMPTOME:

- Empfindlich gegenüber **KALTER LUFT**, Mangel an Lebenswärme.
- **GLEICHGÜLTIGKEIT GEGENÜBER SEX.**
- **SYMPTOME WANDERN IM KÖRPER NACH OBEN.**
- Empfindung von **«Leere», Hinsein, gebessert durch Essen.**
- **EMPFINDUNG VON EINEM BALL** im Innern des Körpers.

MODALITÄTEN:

- Besserung:
  Heftige Bewegung, Wärme, Druck, warme Anwendungen, Überkreuzen oder Hochziehen der Beine, kalte Getränke, Baden, Abend, Essen.

- Verschlimmerung:
  Kälte, sexuelle Exzesse, Schwangerschaft, Morgen und Abend, Knien und Bücken, Fasten, 14.00 – 16.00, 15.00 – 17.00 Uhr, Meer, Menstruation, Flüssigkeitsverlust, linke Seite.

G.V.: Ein weiteres Mittel, bei dem wir keine Eifersucht vermuten, ist *Sepia*. Man denkt an Stase, wenn man *Sepia* studiert. Wegen irgendeiner Wirkung auf der dynamischen Ebene kommt es zur Stauung. Wenn die zwei Pole der Energie des Körpers aufeinander treffen und zu einem Zustand des Nicht-Seins führen, sich aufheben, finden wir im Mittelbild von *Sepia* die Idee des Stillstands.

Körperlich gibt es die Stase des Uterus, Gebärmutterprolaps. Muskeln werden schwach, weil das autonome Nervensystem keine Kontrolle mehr ausüben kann. Völlegefühl im Rektum. Verstopfung ohne Stuhldrang. Leeregefühl im Magen, eine Art nagendes Hungergefühl. Abneigung gegen Speisen, sogar gegen deren Geruch. Ständige Übelkeit, schlimmer morgens (morgendliche Übelkeit in der Schwangerschaft).

Sie isst und isst und fühlt sich dennoch nicht voll. Weder Kontraktion noch Dilatation der Gefässe. Ziehen Sie auch die Raynaud'sche Krankheit in Betracht. *Sepia* leidet unter niedrigem Blutdruck. Eine Lähmung der Gefässe, sie arbeiten nicht ordnungsgemäss. Weiss bis rot und sogar blau bei Stase, muss sich heftig bewegen um dem entgegen zu wirken. Besser durch heftige Aktivität, schnelles und langes Gehen.

Auch im emotionalen Bereich finden wir die Idee von Stase: Stillstand der Gefühle. Fühlen ohne Emotion. Kein Reiz verschafft ihnen Freude oder Gefühle. Die Emotionen, die zur Ruhe gekommen sind, haben einen Bezug zu den Beschwerden. Zuneigung und Lebensfreude. Sie kann sich nicht erinnern, wie lange sie schon in diesem Zustand ist, so lange dauert er schon an. Wenn es ihr besser geht, wird sie wieder von Leben durchströmt. *Sepia* wird die Eifersucht nicht direkt zum Ausdruck bringen. Was tun diese Menschen? Sie versuchen Dinge kaputt zu machen, die die andere Person sehr mag. Wen oder was auch immer der andere liebt. Ein Buch zum Beispiel. Der Partner liest ein Buch und

Bringt Eifersucht nicht direkt zum Ausdruck. Zerstört Gegenstände, die der Partner liebt

findet es toll. Plötzlich ist das Buch verschwunden, es ist im Kamin gelandet. Oder: «Ich liebe dieses Lied, diese CD.» Plötzlich ist die CD beschädigt.

Sepia-Menschen sagen es nicht direkt. Sie versuchen stattdessen, diese geliebten Gegenstände zu zerstören. Bei anderen kann es so sein, dass sie absichtlich Dinge sagen, auf die die andere Person empfindlich reagiert. *Sepia*

Entdeckt sofort die Schwächen anderer, verletzt verbal

hat schnell heraus, wo jemand seine Schwachpunkte hat.

Sepia ist hart und schneidend, sarkastisch, scharfsinnig, hat kein Gespür für Grenzen, dafür, wie weit man gehen kann. Es kümmert sie nicht, ob sie jemanden verletzen, sie sind intelligent und haben einen scharfen Verstand. Sie durchschauen Menschen und können ungerührt bleiben (pathologische Distanziertheit). Sie sind jedoch nicht absichtlich bösartig. Ihre Distanziertheit macht sie zu sehr scharfen Beobachtern. Wenn man länger mit einer *Sepia*-Person zusammen ist, entdeckt sie sämtliche Schwächen.

In der Literatur heisst es, sie sei gehässig. Jeder ist gehässig, aber *Sepia* entdeckt genau den Punkt, wo es weh tut, und dort schlägt sie zu. Wenn sie will, schlägt sie genau dorthin. Im Allgemeinen ist das charakteristisch für *Sepia*. Sie wird jedoch nicht direkt kämpfen oder sich aufregen oder heftig reagieren, kann aber sehr zornig werden und ist leicht reizbar.

Sepia hält sich zurück, verfügt über keinen starken Ausdruck. Die Patienten klagen darüber, dass ganz natürliche Gefühle, die da sein müssten, nicht mehr vorhanden sind. Zum Beispiel ist die Liebe zu den eigenen Kindern so ein natürliches Gefühl, aber selbst das verschwindet. Dieser Zustand entsteht als Folge von Schocks durch traumatische, emotionale Erfahrungen. Die Gefühle, die geistige Kraft und der Sexualtrieb lassen nach, zusammen mit dem Gefühl, dass alle inneren Organe des Bauchraums herausfallen.

Ständig ist ein innerer Druck vorhanden. Da sie das Gefühl haben, die Innereien drängen nach aussen, fühlen sie sich besser, wenn sie die Beine beim Sitzen kreuzen. Mit dieser Unterstützung fühlen sich die inneren Organe im Beckenraum besser an. In diesem Zustand kann man davon sprechen, dass *Sepia* von allen geliebten Menschen krankhaft distanziert ist. Es gibt keine wirkliche Bindung. Gefühle, die zwei Menschen in Liebe verbinden, sind nicht vorhanden.

Liebe ist also ein natürliches Gefühl, das aber auch die Möglichkeit von Schmerz beinhaltet. Das Gefährlichste, was man tun kann, ist, mit Verbundenheit zu lieben. Dadurch wird die Wahrscheinlichkeit von Schmerz sehr gross. Das begreift *Sepia* und tut es daher nicht. Lieber lehnt sie sich zurück und beobachtet die Beziehung aus der Distanz. Und später kann sie gar nicht mehr lieben. Eine solche *Sepia*-Pathologie bildet sich wahrscheinlich bei einem Menschen, der enttäuscht worden ist. Diese leicht erregbare und empfindliche Person hat eine bestimmte Stresssituation erlebt, sie regrediert und fällt in einen *Sepia*-Zustand. Es handelt sich um einen Zusammenbruch auf der emotionalen Ebene, der einen Zusammenbruch aller drei Ebenen zur Folge hat.

Die Idee von Kollaps. Der Uterus hat keine Kontraktionskraft mehr. Haben Frauen einen Orgasmus, gibt es normalerweise Kontraktionen. *Sepia* kann keinen Orgasmus haben. *Sepia* ist körperlich, geistig und emotional müde. Es kann sich um einen Mann handeln, der früher sehr aktiv war und immer weniger aktiv wird, immer weniger an Sex interessiert ist. Bei Frauen kann es zur Abneigung gegen Sex kommen. Bei allem, was Sexualität betrifft, wird ihr übel.

Falls sie verheiratet ist und in einen *Sepia*-Zustand gerät, kommt sie damit nicht klar. Der Ehemann wünscht sich Sex und schliesslich spielt sie Theater. Es ist eine Qual für sie. Ich habe Frauen behandelt, die jahrelang Spass am Sex vorspielten, obwohl sie eigentlich eine Abneigung dagegen hatten. Schon ein Streicheln ist unangenehm für sie. Wenn die geringste sexuelle Andeutung in die Berührung einfliesst, sind sie angewidert. Ist das Streicheln eher väterlich, halten sie es aus.

Sepia weint üblicherweise während des Gesprächs. Sie bekommt Weinanfälle und ihr ganzes Leid kommt ihr zu Bewusstsein. In diesem emotionalen Zustand ist es für sie am besten, wenn sie sich allein zurückzieht, sich isoliert.

STRAMONIUM

Stechapfel

GEISTES- UND GEMÜTSSYMPTOME:

- Delirium - geschwätzig, singt, macht Verse, phantasiert.

- **Verlangen nach LICHT und GESELLSCHAFT.**

- Stellt sich alle möglichen Sachen vor, glaubt, doppelt zu sein.

- Ausser Kontrolle, zerstörerisches, sogar heimtückisches Verhalten.

- **Schlägt, beisst, tritt, schreit, flucht, zerschmettert Dinge.**

- **FURCHT:**
  Dunkelheit
  Wasser
  Tiere
  Gewalt
  TUNNEL
  Tod
  Alleinsein.

- Starke Ängste nachts, erwacht voller Schreck, wilder Ausdruck in den Augen.

- **Stottern.**

KÖRPERLICHE SYMPTOME:

- Erbrechen, sobald er sich vom Kissen erhebt.

- Kopfkongestionen.

- Augen weit offen, hervortretend, leuchtend,
Pupillen stark erweitert.

- **Gesicht heiss und rot mit KALTEN Händen und
Füssen**. Blutandrang zum Gesicht.

ALLGEMEINE SYMPTOME:

- Schmerzlosigkeit.

- Unterdrückte Absonderungen.

- **ZUCKEN** einzelner Muskeln oder Muskelgruppen,
vor allem der oberen Körperhälfte.

- Husten: bellend, tief, laut.

MODALITÄTEN:

- Besserung:
Helles Licht, Gesellschaft, Wärme.

- Verschlimmerung:
Dunkelheit, beim Alleinsein, Anblick heller,
glänzender Gegenstände, nach der Schule, beim
Versuch zu schlucken, Wasser.

G.V.: Ein weiteres Mittel, welches bei Eifersucht in seinem Verhalten wirklich heftig ist, ist *Stramonium*. Bei *Stramonium* ist der Primärprozess ein unkontrollierter Ausbruch des Unbewussten, der zu heftigem, aggressivem Verhalten führt. Bei

Heftiger, unkontrollierter Ausbruch bei Eifersucht

einer normalen Person unterliegen die Inhalte des Unbewussten - in der Evolutionsgeschichte ist das die animalische, instinktive Ebene - der strikten Kontrolle durch die höheren Gehirnfunktionen, das Bewusstsein, die gesellschaftlichen und kulturellen Einflüsse und die ethischen und religiösen Werte.

Im *Stramonium*-Zustand bricht der unbewusste Instinkt mit enormer Plötzlichkeit und Gewalt hervor, und für den normalen Mechanismus scheint es nicht die geringste Chance zu geben, in irgendeinem Mass Kontrolle zu erlangen. *Stramonium* hat kein Verlangen, zu töten, *Stramonium* tötet. Das

Heftigste Aggression bis zum Töten

ist auch der Unterschied zwischen *Stramonium* und *Hyoscyamus*. *Stramonium* will wirklich töten, *Hyoscyamus* spürt das Verlangen, zu töten. *Stramonium* ist wirklich gewalttätig.

Im Vergleich zu den anderen Mitteln ist dieser bösartige, brutale, aggressive, unkontrollierte Ausbruch des Unbewussten hervorzuheben, insbesondere bei chronischen und seit langer Zeit bestehenden Manien. *Stramonium* ist am gewalttätigsten, danach kommt *Belladonna* und schliesslich *Hyoscyamus*.

Die *Belladonna*-Gewalttätigkeit tritt meistens in akuten Zuständen auf. Beim Delirium von *Belladonna* beobachten wir, dass der Patient die Wände hochklettern will. Er steht mit hohem Fieber vom Bett auf und man kann sehen, wie er verzweifelt versucht, die Wand zu erklimmen, völlig ausser sich.

Auch die Wahnideen von *Belladonna* sollte man hervorheben, insbesondere die beim Augenschliessen. Das Schlagen anderer Menschen ist auch ein deutliches Symptom von *Belladonna*. *Hyoscyamus* ist in seiner Manie eher passiv, er wird gewalttätig, wenn er von Eifersucht getrieben wird oder wenn er in eine extreme Lage gedrängt wird.

Das Verlangen zu schlagen ist ein starkes Symptom von *Hyoscyamus*.

Die Raserei von *Tarentula* tritt eher anfallsweise auf.

Der *Veratrum*-Zustand ist so aktiv und energiegeladen wie bei *Stramonium*, gewöhnlich aber nicht so heftig, ausser unter extremen Bedingungen.

Stramonium gehört zu den Hauptmitteln, die wirklich zuschlagen, er kann sich nicht beherrschen. Sobald ihm jemand etwas angetan hat, wartet *Stramonium* ab, **Gewalttätigkeit, hat** bis man allein ist, dann greift er einen an. Dies **sich nicht unter** gilt sowohl für Frauen als auch für Männer. Sie **Kontrolle** können sich nicht beherrschen. Es ist ein Mittel, das die Gewalttätigkeit, die es in sich trägt, nicht unter Kontrolle halten kann. Wenn man ihnen einen Grund geliefert hat, greifen sie an.

Wie schon bei Kent beschrieben, beeindruckt einen bei *Stramonium* als Erstes die Heftigkeit auf der geistigen Ebene. Es ist ein sehr aktiver, unruhiger, getriebener Zustand. Der Mensch ist ausser Kontrolle, destruktiv, sogar bösartig in

Schlagen, Beissen, Schreien, Fluchen

seinem Verhalten. Destruktivität in jeder Form: gegen andere Menschen oder gegen sich selbst, Schlagen, Beissen, Zerreissen, Schreien, Fluchen - insbesondere jedoch das Zerschlagen von Dingen.

Solch ein Zustand kann ziemlich plötzlich ausbrechen, dann nach einiger Zeit wieder verschwinden, aber der Mensch ist nicht frei davon. Im typischen Fall handelt es sich um eine chronische Manie oder um häufig vorkommende Rückfälle während eines gewissen Zeitraums, weniger um nur einfache Wutanfälle.

Diese Form von Wahnsinn wird in allerextremsten Fällen beobachtet. Das Mittel kann bei einem Massenmörder indiziert sein, der unvermittelt anfängt, wahllos Menschen zu töten, allein daraufhin würde man natürlich nie verschreiben.

Ein anderes denkbares Mittel wäre beispielsweise *Nux vomica*, aber an *Stramonium* würde man zumindest denken. Man stellt sich den *Stramonium*-Patienten als jemanden vor, bei dem man keine Wahl hat, nur Zwangsjacke oder Gummizelle.

Der Zustand gipfelt in einem ausgewachsenen Ausbruch des Unbewussten hinein in heftigen Wahnsinn.

Sie werden möglicherweise von einem Verwandten angerufen, der sagt, dass der Patient unvermittelt begonnen habe,
auf Fenster und Möbelstücke einzuschlagen und drohe, Fami-
lienmitglieder umzubringen.

So ein Patient muss bei traditionellem Vorgehen sofort in die
Klinik, in die Zwangsjacke gesteckt und mit Beruhigungsmitteln
behandelt werden. Kommt der Patient zu Ihnen, ist er aggressiv
und ausser sich, oder aber er sitzt starr im Sessel, hat einen
wilden Blick, Angstfalten auf der Stirn und ist bereit, sofort
aufzuspringen und jederzeit aus dem Haus zu rennen.

Bleibt er unbehandelt, muss ein solcher Patient unweigerlich
in die Anstalt und in Zwangsverwahrung. Im Laufe der Zeit kann
sich der Zustand zu einem Anfallsleiden oder zu einem organ-
ischen Hirnsyndrom hin entwickeln oder in Senilität entarten.

CALCAREA SULPHURICA
Kalziumsulfat, Gips

GEISTES- UND GEMÜTSSYMPTOME:

- Starke Eifersucht.

KÖRPERLICHE SYMPTOME:

- Bei Abszessen, Akne oder Fistelbildung mit **Eiterungsneigung und schwierigem Heilungsverlauf.**

- **Monate- oder jahrelange Eiterabsonderungen.**

- **Mittelohrentzündung mit ständiger Eiterabsonderung.**

- Augenentzündungen mit dicker, gelber Absonderung.

- Gelbliches, eitriges Sekret aus der Nase und gelbliche Absonderungen aus den Choanen.

- **Acne vulgaris, das ganze Gesicht ist mit Krusten bedeckt.** Pickel und Pusteln im Gesicht.

- Schmerzhafte Abszesse am Anus bei Fisteln, die ständig gelblichen Eiter absondern.

- Brennen und Jucken der Fusssohlen.

ALLGEMEINE SYMPTOME:

- **Verlangen nach grünem, unreifem Obst**.

- Die Grundidee bei diesem Mittel ist ein Organismus, der zu Tumor- und Abszessbildung neigt, welche nicht nur schwer heilen, sondern reichlich und langanhaltend eitern.

- Das charakteristische Merkmal dieses Mittels liegt weniger in der eigentlichen Abszessbildung an sich, sondern eher darin, dass der entstandene **perforierte Abszess** nur **sehr langsam abheilt und ständig gelben Eiter** absondert.

- Bei Entzündungen erreicht der Körper schnell das Eiterungsstadium, das dann anhält.

- Allgemein häufiges Auftreten von Eiter (als Ventil).

G.V.: Der konstitutionelle *Calcarea sulphurica* -Patient ist kein einfacher Fall. An den geistigen und emotionalen Merkmalen ist das Mittel nur schwer zu erkennen. Der Patient weiss gar nicht, wie krank er ist und verbirgt seinen geistigen Zustand, weil ihm nicht bewusst ist, dass er ein Problem hat. Er spricht nicht darüber und die Informationen stammen eher von den Verwandten.

Das Hauptmerkmal bei der geistig-emotionalen Pathologie besteht meiner Erfahrung nach in einem übersteigerten Gefühl der eigenen Wichtigkeit. Wir beobachten eine deutliche versteckte Ichbezogenheit und häufig traumatische Folgen von falscher Bescheidenheit. Diese Patienten laufen durchs Leben und erwarten von jedem Menschen Wertschätzung dafür, was für nette und schlaue Menschen sie doch sind. Sie sind daher zutiefst verletzt, wenn andere sie nicht beachten oder sie nicht ausreichend würdigen. Sie jammern und klagen und sind nachtragend, wenn sie nicht geschätzt werden. Dies ist die zentrale Idee des Mittels.

Stellen Sie sich einen Patienten vor, der innerlich eine Wunde hat, die nicht heilen kann, sich nicht schliesst und die nässt und eitert. Man fragt sich, woher der ganze Eiter kommt, über Tage, Wochen und sogar Jahre. Die gleiche Idee gilt auch für die Seele, die verwundet worden ist und aus der kein Blut, sondern Eiter sickert. Tief innen im Patienten fault etwas, ist ein Zersetzungsprozess im Gange. Das Ego ist verletzt worden und die Seele weint, auf ungesunde Weise.

Calcarea sulphurica gehört zu den Mitteln, bei denen Eifersucht zusammen mit Hass auftritt. Eine üble Eifersucht. Sie tun Böses und reden schlecht. Eigentlich ist es eines der Hauptmittel für Eifersucht! Bei einigen Fällen finden wir eine regelrecht bösartige Eifersucht.

Der Patient ist des Lebens überdrüssig und wird böse auf andere. Er ist von streitsüchtiger Natur und erwartet, dass andere tun, was er will, andernfalls fühlt er sich **Bösartige Eifersucht** beleidigt. Hass und Verachtung überwältigen ihn **mit Hass** dann. Er will nicht angesprochen werden, beantwortet ungern Fragen und mag keine Gesellschaft. Eine andere Reaktion besteht darin, sich zu beklagen, weil er sich nicht angemessen geschätzt fühlt. Diese Menschen sind leicht reizbar und werden schnell wütend. Häufig **Beklagt sich, weil** beobachtet man eine ungeduldige und ungestü- **er sich zu wenig** me Art, und sie scheinen immer in Eile zu sein. **geschätzt fühlt** Am späten Nachmittag wurde eine grosse Reizbarkeit beobachtet, ebenso am Abend, und auch «Reizbarkeit nach Koitus» trat als Symptom auf. Wenn die Gereiztheit und die Wut ihren Ausdruck gefunden haben, ist der Patient völlig erschöpft und sehr schwach.

Eifersucht gehört zu den starken Aspekten dieses Mittels. In dieser Hinsicht ähnelt es *Lachesis*, beide **Eifersucht mit** kennen diese bösartige Eifersucht. Reizbarkeit **Reizbarkeit** und Eifersucht können ein beinahe pathologisches Ausmass annehmen.

GALLICUM ACIDUM
Gallensäure

Ein weiteres Mittel, bei dem ich Eifersucht gefunden habe, insbesondere bei Kindern, ist *Gallicum acidum*. Hier gibt es

Eifersucht bei Kindern mit Gewalttätigkeit

Gewalttätigkeit bei Kindern, die nicht zu bändigen sind. Es sind vor allem Kinder, die aus Eifersucht auf andere losgehen. Sie greifen andere Kinder an, auch Erwachsene usw.

Wie dem auch sei, ich möchte gern... Ich war etwas schnell, weil ich meine Vorstellungen bezüglich gesunder Kinder vortragen wollte. Wir haben aber nur noch 25 Minuten zur Verfügung. Das reicht nicht, um Ihnen diese Gedankengänge zu gesunden Kindern vorzustellen.

Teilnehmer: « oh...»

Nein, nein. Die Erklärung und die Logik dahinter sind nicht so leicht zu verstehen. Sonst könnte ich es schnell machen. Nur ganz kurz? Nein, das macht keinen Sinn.

FRAGEN UND ANTWORTEN

Viele von Ihnen haben mich in der Pause gefragt, ob sie an der Akademie auf Alonissos an Seminaren teilnehmen könnten. Statt jetzt jedem einzeln zu antworten, werde ich das hier ein Mal für alle tun. Ganz kurz: Der Vier-Jahres-Kurs auf Alonissos ist abgeschlossen. Drei verschiedene Gruppen haben ihn durchlaufen. Eine davon war die sogenannte Internationale Gruppe, die zu einem grossen Teil aus Deutschen bestand, die zweite war eine russische Gruppe, vor allem Teilnehmer aus Ländern der früheren Sowjetunion. Die dritte Gruppe kam aus Italien.

Insgesamt umfassten diese Gruppen rund 500 Teilnehmer. Davon waren 70-75 % Ärzte, der Rest waren Heilpraktiker. Von den Teilnehmern aller drei Gruppen, die den Kurs abgeschlossen hatten *(den Kurs, an dem Sie heute in Form eines Video-Kurses teilnehmen können)*, wollten einige weitermachen. Wir beschlossen also, Fortgeschrittenen-Seminare für jede Gruppe anzubieten, bei denen es vor allem um die praktische Anwendung geht. Das bedeutet Fälle zu sehen, sie zu analysieren, die Follow-ups zu sehen und zu analysieren, was nach der Behandlung geschehen ist.

Solche Gruppen finden derzeit statt. Und es gibt ein weiteres Seminar pro Jahr. Wir nennen es das «Open Seminar». Normalerweise findet es im Monat Juni statt. Zu diesem Seminar kann jeder kommen. Die anderen Seminare sind auch für andere offen, aber es sind Fortgeschrittenen-Seminare. Das heisst, man muss schon recht viel verstehen, um meinen Analysen folgen zu können, ansonsten wäre es, wie wenn man etwas völlig Unbekanntes hört.

Bei allen diesen Gruppen spreche ich Englisch, und es wird ins Russische, Deutsche oder Italienische übersetzt. Bei der italienischen Gruppe habe ich Griechisch gesprochen. Es gibt also im Moment drei Fortgeschrittenen-Gruppen, in denen fast ausschliesslich Fälle mit anschliessender Analyse gesehen werden, und ein Offenes Seminar jedes Jahr im Juni. Wenn Sie interessiert sind, können Sie an jedem dieser Seminare teilnehmen. [*Anmerkung des Verlags*: *Kontaktadressen am Schluss des Buches*]

Eigentlich würde ich gern ein paar Fragen von Ihnen hören, damit ich mir eine Vorstellung von Ihrer Denkweise machen kann.

TN: Sie haben bei der Differenzierung zwischen *Nux vomica* und *Rhus toxicodendron* die Sorgen und Ängste um den Sohn genannt. Mich würde nun interessieren, ob dies Ängste eines Vaters oder einer Mutter sind. Ich nehme an, eher die des Vaters?

G.V.: Ja, das stimmt. Bei allen Fällen, an die ich gedacht habe, ging es um Väter.

TN: Danke.

TN: Ich habe ein Mädchen behandelt, das immer sehr wütend war, wenn sie nicht die besten Noten nach Hause brachte. Auffällig an ihr war, dass sie im Bett immer eine Mütze trug, im Winter wie im Sommer. Ich gab ihr *Psorinum* C200. Die Wut wurde langsam weniger und die Hautausschläge zogen sich auch nach und nach zurück. Das Mädchen war damals 9 Jahre alt. Jetzt kam sie wieder. Sie ist inzwischen 16 Jahre alt. Sie hat keine Schwierigkeiten im Umgang mit ihren Gefühlen, leidet aber jetzt unter Vitiligo. Welches wäre jetzt das korrekte Mittel? *(Gekicher)*. Wieder *P s o r i n u m*?

G.V.: Nun ja... *(Teilnehmer kichern)* Eine einfache Frage... Zunächst ist da die Tatsache, dass es ihr geistig und emotional besser geht und sich auf der körperlichen Ebene eine Beschwerde zeigt. Das bedeutet, dass die Richtung stimmt. Die nächste Frage ist nun: Können wir dieses Mädchen weiter behandeln, sodass die Vitiligo verschwindet? Die Antwort lautet: ja. Wir müssen und wir können behandeln. Nun zu diesem speziellen Fall. Ich weiss nicht, welches Mittel sie braucht. Ich kann Ihnen aber einen Vorschlag machen, wenn Sie mir ein oder zwei charakteristische Details des Falls nennen können, abgesehen von der Vitiligo. Trägt sie immer noch eine Mütze?

TN: Nein.

G.V.: Ist sie jetzt eher kalt oder warm, oder normal?

TN: Normal.

G.V.: Sie ist sechzehn, nicht wahr? Hat sie einen Freund?

TN: Ja, hat sie.

G.V.: Sind Sie sicher? *(Lachen)*

TN: Sie nimmt die Pille... Aber sie will immer noch die Klassenbeste sein.

G.V.: Es gibt eine *Möglichkeit* für *Aurum metallicum*. Nehmen Sie sich *Aurum* vor, studieren Sie aber auch *Sepia*. Beide sind denkbar. Wenn Sie mir noch zwei Symptome nennen, vielleicht...

TN: Dafür müsste ich Sie anrufen... *(George und Teilnehmer lachen)*

G.V.: Bitte nicht anrufen! Ich wollte Ihnen nur eine Idee geben!

Wissen Sie, eigentlich sollte man meinen, ich sei auf dieser Insel ganz isoliert. Aber was passiert? Ich verbringe durchschnittlich sechs Stunden pro Tag am Telefon. Manchmal sogar acht... Nicht nur Anrufe aus dem Athener Zentrum, wo ca. 20 Ärzte arbeiten. Wenn die dort schwierige Fälle haben, schicken sie mir einen Fax oder rufen mich an. Daneben habe ich noch Patienten in der ganzen Welt, die ich auf Video aufgenommen habe, und dann noch einige persönliche Patienten, und dann gibt es noch die Homöopathen, die den Kurs absolviert haben und dieses oder jenes wissen möchten... Damit verbringe ich 6 Stunden am Tag, nur am Telefon. Wenn also jeder von Ihnen einmal anruft... *(Kichern)* Ich denke, Sie verstehen jetzt, was ich meine. Es ist einfach nicht machbar.

TN: Der Arzt aus Russland auf dem Video, der wegen seiner Angst *Arsenicum* bekam, hatte ja mit Kortison vieles unterdrückt. Haben Sie auf diese Unterdrückung gar nicht geachtet, oder behandeln Sie sie später?

G.V.: Wenn man das Mittel nicht weiss, berücksichtigt man einen Auslöser. Wenn man das Mittel weiss, dann gibt man das Mittel, ohne auf den Auslöser oder die Art der Unterdrückung zu achten. Wenn man ein klares Bild hat, gibt man das Mittel und überlässt dem Körper den Rest. Wenn das indizierte Mittel nicht wirkt, kann man sich überlegen, ob man *Cortison* C 30 gibt, oder *Thuja* bei einer Impfung oder, oder ... Haben Sie aber ein klares Mittelbild, geben Sie das Mittel!

TN: Wenn ein Patient nach der Mittelgabe eine Erstverschlimmerung durchmacht und die Verschlimmerung auf das Mittel zurückzuführen ist, oder wenn der Patient Symptome entwickelt, die er früher schon einmal hatte, dann warten wir ab. Falls sich nun aber neue Symptome entwickeln, sogenannte akute Symptome, sollen wir dann abwarten oder einschreiten? Können wir intervenieren ohne den Prozess zu stören?

G.V.: Das ist eine komplizierte Frage und die Antwort ist auch vielschichtig. Wissen Sie, es hängt ganz davon ab. Sie behandeln vielleicht einen chronischen Fall und während der Behandlung tritt eine akute Erkrankung ein. Behandeln Sie diese akute Erkrankung? Die Frage lässt sich nicht leicht beantworten. Manchmal muss man behandeln und ein andermal nicht! Wovon ist das abhängig? Von vielen Faktoren. Die können wir jetzt nicht alle diskutieren.

Wenn Sie am Videokurs teilnehmen, bekommen sie all diese Informationen. Dann werden Sie verstehen, was ich meine. Sie werden begreifen, dass wir nicht alle auf der gleichen Stufe von Gesundheit stehen. Es sieht zwar so aus, aber es gibt für jeden von uns eine andere Ebene von Gesundheit. So hängt es davon ab, auf welcher Stufe von Gesundheit der Patient steht, um dann zu entscheiden, ob man die akute Erkrankung behandelt oder nicht. Es hängt sogar von dieser Stufe der Gesundheit ab, ob man überhaupt akut erkrankt oder nicht.

Schauen Sie mal, nur so als allgemeine Idee: Wenn man einmal einen tiefen, chronischen Zustand erreicht hat, wird man nicht mehr akut krank. Wenn Sie in der Vergangenheit häufig akut erkrankten - «Vor fünf Jahren war ich jeden zweiten Tag, einmal pro Monat, jede zweite Woche akut krank.» - und vor fünf Jahren war Schluss damit, geht es Ihnen nun besser oder schlechter? Die wahrscheinlichste Antwort ist, dass es Ihnen viel schlechter geht. Sie haben einen Zustand, eine chronische Beschwerde entwickelt, die verhindert, dass Sie überhaupt akut erkranken können.

Wenn Sie solche Fälle behandeln und die Patienten wieder Akuterkrankungen entwickeln, dann ist das wunderschön! In diesen Fällen verlaufen die akuten Erkrankungen jedoch heftig und müssen behandelt werden. Usw. Es gibt viele verschiedene Kategorien.

Für Sie ist es wichtig herauszufinden, seit wann der Patient keine akuten Erkrankungen mehr durchmacht. Dann rechnen Sie nach, wie lange jemand chronisch krank gewesen ist. Diese Ideen sind nicht so einfach, wie sie vielleicht aussehen. Im Verlauf des Kursus wird alles bis ins letzte Detail erklärt und kann wirklich verstanden werden.

Für die Psychiater unter Ihnen und diejenigen, die in psychiatrischen Kliniken gearbeitet haben, kann ich ein Beispiel geben. In diesen psychiatrischen Krankenhäusern finden sich Patienten mit schlimmsten Zuständen. Wenn diese Patienten eine Nacht direkt im Wasser schlafen würden, hätten sie dennoch am nächsten Morgen keine Probleme. Keine Lungenentzündungen, keine akuten Beschwerden, überhaupt keine Beschwerden.

Wenn jemand von uns draussen bleiben und die Nacht so verbringen würde, hätten wir direkt am nächsten Tag eine Lungenentzündung. Jeder weiss also, dass in den psychiatrischen Kliniken keine akuten Erkrankungen vorkommen. Falls aber doch irgendwann einmal ein Patient akut erkrankt, an Lungenentzündung mit hohem Fieber beispielsweise, würde sich in dieser Zeit sein geistiger Zustand beträchtlich bessern! Bekommt der Patient dann Antibiotika, fällt er wieder zurück in die frühere schwere geistige Erkrankung.

So lauten die Gesetze! In der Schulmedizin werden sie nicht gelehrt. In der Schulmedizin verabreicht der Psychiater ein chemisches Medikament für den geistigen Zustand. Dieses Medikament bringt einen schrecklichen Hautausschlag hervor. Die Ärzte denken: «Oh Gott! Das sind die Nebenwirkungen des chemischen Mittels!» und sagen: «Nehmen Sie Kortison, nehmen sie dieses oder jenes...», um den Hautausschlag zurückzudrängen. Was war aber eigentlich passiert?

Die chemische Arznei, die der Psychiater dem Patienten verschrieben hatte, hatte eine Heilwirkung erzeugt und den

Hautausschlag hervorgerufen. Anstatt aber von diesen Prozessen zu wissen und dem Patienten zu erklären, dass es eine sehr gute Reaktion ist, unterdrücken die Ärzte die Reaktion unverzüglich, und der vorherige geistige Zustand kommt zurück.

Diese Prinzipien muss man sehr gut kennen, sie sind jedoch an den medizinischen Fakultäten noch unbekannt und werden immer noch nicht gelehrt, sie sind noch immer nicht zugänglich. Was ich lehre, sind nur Erfahrungen, aber ich habe diese Beobachtungen immer wieder gemacht. Es sind einfach Tatsachen.

Verstehen Sie, Ihre Frage war gut, aber die Antwort füllt im Kurs ein ganzes Kapitel. Haben Sie nun aber keine Angst davor, Ihre eigenen Fälle vorzustellen. *(Gelächter)*

TN: Ich möchte gern den chronischen Zustand von *Aconitum* begreifen mit Blick auf die Beschwerden durch Schreck. Das chronische *Aconitum* im Vergleich mit dem chronischen *Opium*. Wie kann ich zwischen beiden unterscheiden?

G.V.: Nun, zwischen den chronischen Zuständen von *Aconitum* und *Opium* gibt es keine Verbindung. Der chronische Zustand von *Aconitum* ist extreme Furcht, explosive Angst.

Aconitum ist ein *explosives* Mittel.

Opium ist *sediert*. *Opium* beruhigt den Körper, bringt ihn zum Einschlafen.

Opium kann auch grosse Ängstlichkeit zeigen, die aus Furcht entsteht. Nehmen wir an, es gibt ein Erdbeben und manche von uns sind sehr extrem erschrocken. Wir lassen diese Erfahrung hinter uns, leben einfach weiter, aber einige andere behalten bleibende Symptome.

Einige von uns fallen in einen *Gelsemium*-Zustand, andere in einen *Calcium carbonicum*- oder *Aconitum*-Zustand. *Aconitum* springt aus dem Bett, hat ein rotes Gesicht, zittert und hat das Gefühl, der Tod steht unmittelbar bevor...

Opium fühlt sich ruhiggestellt, schläfrig, schläft 12, 15 Stunden am Tag, ist aber gleichzeitig innerlich voller Angst wegen dieser anfänglichen Furcht. Diese beiden Mittel berühren sich nicht, treten nicht zusammen auf, abgesehen von der Tatsache, dass sie beide einen Bezug zu Schreck haben. Angst und Furcht erzeugen Symptome, wie auch bei *Stramonium*, *Gelsemium* usw.

TN: Mein ganzes Leben lang hatte ich Angst vor dem Tod, und seitdem meine Kinder geboren sind, habe ich auch Angst davor, dass ihnen etwas passieren könnte. Mehrfach hatte ich Panikattacken, jetzt allerdings nicht mehr. Ich habe mehrere homöopathische Mittel bekommen. Meine Frage lautet: Muss ich damit leben? Kann man es nicht behandeln, weil ich mein ganzes Leben lang darunter gelitten habe?

G.V.: Meinen Sie mit «mein ganzes Leben lang» auch schon im Alter von fünf Jahren? Können Sie sich daran erinnern, wann es zum ersten Mal aufgetreten ist?

TN: Als ich neun war und meine Grossmutter starb, war es sehr stark. Damals wurden die Körper der Toten noch aufgebahrt und ich wollte sie nicht sehen, wurde aber dazu gezwungen. Mein Grossvater schleppte mich in den Raum und später hatte ich Albträume. Ich glaube aber, dass die Angst schon vorher da gewesen war, denn sonst hätte ich doch nichts dagegen gehabt, meine tote Grossmutter anzuschauen.

G.V.: So wie Sie den Fall beschreiben, fällt mir als Erstes *Stramonium* ein. *Stramonium* hat dieses Problem, dass er keinen Toten ansehen kann, dem Tod nicht begegnen kann. Haben Sie schon einmal *Stramonium* bekommen? Kennen Sie Ihre Mittel?

TN: Nein.

G.V.: Ihre Albträume lassen mich vermuten, dass die Angst wahrscheinlich direkt ins Unterbewusste gegangen ist und dort die nächtlichen Albträume verursacht hat. Das fällt mir als Erstes dazu ein. *(Teilnehmer sagt etwas dazu)* Das macht nichts! Um *Stramonium* zu verschreiben müssen Sie nicht immer eine verrückte Person mit Neigung zu Gewalt vor sich haben, die Sie jeden Moment attackieren kann.

Ein *Stramonium*-Patient kann auch ganz sanft sein, friedlich. Es gibt aber auch Zeiten, wo dies hochkommt, die Aggression aufsteigt und sich entweder durch Albträume oder auf andere Weise äussert.

Es gibt in diesem Fall eine Möglichkeit für *Stramonium*. Studieren Sie *Stramonium*.

TN: Ich möchte von jemandem berichten, der, als er wegen Heuschnupfen chinesische Kräuterheilmittel zu sich genommen hatte, schwer geschädigt wurde. Innerhalb von vier Tagen ist dieser Mensch explodiert. Es war wie eine innerliche Explosion, Feuer... Er wurde sehr, sehr trocken, ernsthaft phobisch, hatte riesige Angst vor Dunkelheit, sodass sogar die Fenster geöffnet werden mussten. Seine Haut bekam Risse. Die Atmung stoppte.

Dieser Patient lief von Arzt zu Arzt, von Krankenhaus zu Krankenhaus, verlor für sechs Monate seine geistigen Fähigkeiten. Er konnte nicht einmal mehr die einfachsten Worte buchstabieren. Er war bei vielen Spezialisten. Schliesslich kam jemand auf die Idee, dass möglicherweise die chinesischen Kräutertabletten voll von *Aconitum napellus* gewesen sein könnten, da alle seine Symptome dem Mittelbild ähnelten.

Er erholte sich ganz langsam, aber einige Symptome blieben, wie zum Beispiel der Riss in der Mitte der Zunge, der nie abheilte, und Probleme nachts bei der Atmung. Nachts beim Einschlafen ist das Atmen immer noch schwierig. Zu Beginn war die Atmung häufig unterbrochen, am Tage und auch nachts. Daher rührte die Phobie und die Angst vor Dunkelheit. Es sind also immer noch Bruchstücke aus dieser Vergiftung vorhanden. Sie können vielleicht anhand der von mir präsentierten Symptome einen Vorschlag für ein Mittel machen?

G.V.: Ja, wie Sie es selbst schon vorhin angedeutet haben, man kommt zuerst auf *Aconitum*. Sie müssen es sehr hoch verschreiben, 50 M.

Als zweites Mittel kommt *Stramonium* in Frage. In diesem Fall gibt es noch ein drittes Mittel, an das man denken kann: *Causticum*. Diese Patienten haben eine riesige Angst, vor allem nachts, wenn sie allein sind, ähnlich wie *Stramonium*. Wenn wir einen Blick auf die anderen Symptome werfen, gibt es auch für *Phosphorus*, *Calcium carbonicum* und einige andere Mittel eine Möglichkeit. *Zuerst* aber denke ich an *Aconitum*, *Stramonium*, *Causticum*.

TN: Sie meinen also, dass *Aconitum* immer noch in Frage kommen könnte, obwohl die Symptome nicht vorhanden sind und der Fall schon sechs Jahre alt ist?

G.V.: Meiner Meinung nach sollte zuerst *Aconitum* gegeben werden.

(Schluss des Seminars)

(George Vithoulkas erhält Geschenke, Danksagungen an das ganze Team, langanhaltender Schlussapplaus)

Adressen für Ausbildung und Seminare:

George Vithoulkas, Alonissos 37005, Griechenland

Internet: www.vithoulkas.com

George Vithoulkas Stiftung, Heimstrasse 32b, D-82131 Stockdorf

Internet: www.gvs.net

Vergleichende Materia Medica

Aconitum
Gelsemium 295
Opium 294, 295
Stramonium 55, 295

Apis
Lachesis 253
Natrium muriaticum 254, 255

Argentum nitricum
Aconitum 70, 73
Arsenicum album 77
Lycopodium 77
Phosphor 77, 79

Arsenicum album
Aconitum 90
Phosphor 87

Barium carbonicum
Aconitum 66
Arsenicum album 67
Aurum 66
Bryonia 66
Calcium carbonicum 65
Hyoscyamus 67
Ignatia 67
Natrium muriaticum 66, 67
Psorinum 66

Calcium carbonicum
Arsenicum album 92, 93, 100
Stramonium 87

Calcarea sulphurica
Lachesis 285

Cannabis indica
Calcium carbonicum 105

Helleborus niger
Mercurius 116
Phosphor 116

Hyoscyamus
Agaricus 241
Belladonna 241
Lachesis 240, 243
Stramonium 241
Veratrum album 241

Ignatia
Phosphoricum acidum 268

Kalium arsenicosum
Aconitum 124
Arsenicum album 124, 126, 131
Calcium carbonicum 124
Gelsemium 120, 124, 127, 129
Helleborus 123, 131
Natrium muriaticum 126

Lachesis
Platina 238
Sepia 238

Lycopodium
Cannabis indica 138
Gelsemium 135

Medorrhinum
Alumina 264
Nux vomica 262, 263
Origanum 260
Platina 260, 261
Tarentula 263, 264

Natrium muriaticum
Calcium carbonicum 154
Kalium arsenicosum 146
Lachesis 154
Mercurius 146
Mezereum 146
Phosphor 146
Pulsatilla 146
Sulphur 146

Mittelverzeichnis

Stichwortverzeichnis

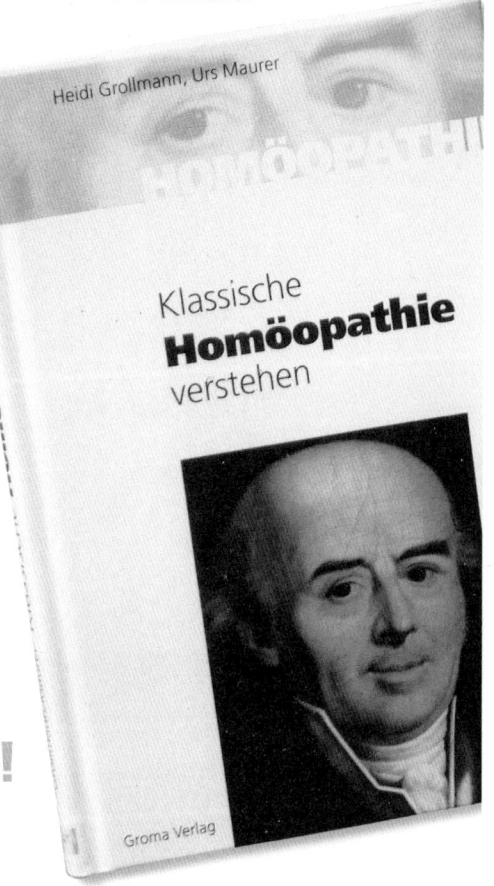

Philosophische Gedanken zur Homöopathie-Aphorismen

James Tyler Kent

In diesem Buch sind 452 Zitate und Sprüche zur Homöopathie und zum Leben im allgemeinen vom bekannten Homöopathen James Tyler Kent aufgeführt.

Es eignet sich als Lektüre für Homöopathen sowie für alle Personen, die an Lebensfragen interessiert sind.

ISBN 3-9521004-4-7